誰がために医師はいる

クスリとヒトの現代論

松本俊彦

みすず書房

目次

誰がために医師はいる

「再　会」
——なぜ私はアディクション臨床にハマったのか

学会や研究会などの講演の後、聴講していた若手精神科医から質問されることがある。曰く、「なぜ先生はアディクションなんかに関心を持ったのですか？」

この質問に込められた言外の意はこうだ。せっかく医者になったのに、異臭を放つ泥酔したホームレスの悪態に耐え、刺青の入った強面患者に恫喝されながらの診療なんてとんでもない——。実際には決してそんな患者ばかりではないものの、ゼロではない以上、この偏見に満ちた見解にも一理ある。

ともあれ、この質問に対する私の答えは簡単だ。「不本意な医局人事のせいです」

嘘ではない。事の発端は、いまから二〇年あまり昔、大学精神科医局の関連病院であった依存症専門病院で医者が突然退職し、この不人気ポストの後任をめぐって大学医局ではちょっとしたもめごとになった。そして、美しくない譲り合いの果てに、「一年だけ泣いてくれ」という、守られる保証のない口約束を頼りに、私はその人事を受け入れた。医者になって五年目のことだ。

しかしいまでは、あの人事を境に私のキャリアが本格的に始動したと考えている。もちろん、それは、私自身がこれまで嗜癖《アディクション》問題の専門家として「飯を食って」きたから、というのも理由の一つだが、実は、それだけではない。私の自傷行為や自殺予防に対するアプローチ法もまた、すべてアディクション臨床のなかで育まれたものだからだ。何よりも精神科医の修業としてよかった。なにしろ、依存症患者にアルコールや薬物を嫌いにさせる治療薬など存在しない。そのことが、駆け出しの精神科医に、「薬を処方する以外に何ができるのか」を死に物狂いで考えさせ、援助者としての引き出しを増やすことにつながるからだ。

アディクション臨床に携わった当初から、私は、同じ依存症でも、アルコールよりも薬物の依存症により強く心惹かれていた。アルコールと薬物、同じ依存症患者といってもさまざまな違いがある。特に違うのは発症年齢だ。典型的なアルコール依存症の場合、学校を出て就労し、適応的な社会生活を送るなかで時間をかけて問題が顕在化していき、専門病院につながるころにはすでに四〇代後半から五〇代に達している。アルコール依存症は燻し銀の中高年男性ならではの病気だ。

一方の薬物依存症はそうではない。多くは、一〇代半ばで社会不適応行動（＝非行）の一つとして違法薬物の乱用が始まる。その後、学業からドロップアウトし、逮捕や服役を経験して、社会経験がほとんどないまま、早ければ一〇代終わり、典型的には二〇代から三〇代前半で専門病院につながってくるのだ。そして忘れてはならないのは、人生早期より「気分を変える」物質を必要とした背景には、しばしば過酷な生育歴が存在するということだ。そのような体験が周囲の大人に対する不信感、ひいては社会に対する不信感を醸成し、彼らのなかで法律という公共ルールの重みを相対化する。

私は薬物依存症患者の若さ、そしてそれゆえの危うさに惹かれた。一般に若さとは心の可塑性の高さを意味し、精神科治療においてプラスに働くことが多いが、依存症治療にかぎっていえば必ずしもそうとはかぎらない。むしろ若さとは「失うもののなさ」を意味し、ともすれば、破滅に向かって真っ逆さまに転落するかのような自己破壊的な行動につながりやすい面もある。

意外に思うかもしれないが、アディクション臨床にかかわる精神科医のあいだでは、「アルコール依存症患者よりも薬物依存症患者に惹かれる」という者は少数派だ。残念ながら依存症専門医の多くは、薬物依存症患者はできれば診たくないと考え、一部には、「アルコール依存症は病気だから治療が必要だが、薬物依存症は犯罪だから医療の問題ではない」と主張して憚らない者もいる。

しかし幸か不幸か、私は、アディクション臨床に携わりはじめた当初から、薬物依存症患者に対する抵抗感や忌避的な感情はなかった。それどころか、たとえば金色に髪を染め、腕に多数の「根性焼き」の痕が残るようなシンナー少年を診察するたびに、古い友人と再会するような懐かしさを感じていた。

いや、確かにそれは「再会」であった。そこには自身の思春期との再会という意味があり、同時に、アディクション臨床が自身に運命づけられた仕事であることを、繰り返し確認する機会となっていた。
この本を始めるにあたって、まずは、私がアディクション臨床に従事するはるか以前に体験し、その後の臨床に影響を与えた思春期の話を書いてみたい。

私は、神奈川県西部にある小田原市で生まれ育った。事情を知らない人のなかには、神奈川県と聞いただけでおしゃれなイメージを抱く人もいるかもしれないが、それは横浜とか、鎌倉や葉山といったエリアに幻惑された誤解だ。私が生まれ育った神奈川県西部にかぎっていえば、いわゆる「ヤンキー文化」が色濃く残る田舎町であり、お世辞にも柄がよいとはいえない。特に私が中学時代を過ごした一九八〇年代前半には、小田原市近郊の学校で校内暴力が深刻な社会問題となっていた。

私が通った公立中学校もまた、そうした学校の一つだった。生徒による暴力行為が日常的に発生し、教室の窓ガラスや壁はいつもどこかが破壊されて、校舎には一種の廃墟感が漂っていた。生徒が教師を殴るといった事件もたびたび発生していた。私自身、警察官が暴れる同級生を羽交い締めにし、強引にパトカーに押し込む、という衝撃的な場面を目の当たりにするという経験もした。

そのような暴力がない日であっても、休み時間にトイレに行けば、決して学校が平穏とはいえないことは一目瞭然であった。いつもトイレには煙草やシンナーの匂いが漂い、手洗い場には、煙草の吸い殻や、誰かがシンナーを吸った後のビニール袋が捨てられていたからである。また、体育館では不良グループの男女がセックスをしているという噂があり、うかつには近寄れない場所となっていた。

もっとも、こうした逸脱的な行動を引き起こしていたのは、全生徒のせいぜい一割を占める不良グループの生徒にすぎなかった。しかし、グループに所属していないものの、その一割の生徒たちの行動を支持し、その価値観に賛同し、自らも多少は逸脱行動をする「親・不良グループ派」が、全生徒の三割くらい存在した。そして、そうした学校の空気感は、そのいずれにも属さない六割の生徒にも無視できない影響を与え、学校全体の空気を澱ませていたのだ。あくまでも私の印象ではあるが、当時、クラスメートの八割は喫煙の経験があり、シンナーのような法令で規制されている薬物についても、やはり半数は少なくとも一回は使用した経験があったように思う。

生徒の大半は、心のどこかで不良グループのことを、自分たちを代弁する勇者だと考えていた節がある。というのも、校内暴力の嵐が吹き荒れる以前、学校は別の意味で地獄だったからだ。生徒は、体育会系教師の激しい体罰による恐怖政治に脅えながら、学校生活を送っていた。授業中に誰かが私語をした、あるいはあくびをしたとかいった理由で、突然、教師がキレはじめ、「連帯責任」を問われて、その生徒が所属する班のメンバー全員が教師からビンタされる――こうしたことが日常的に起こっていた。だから、私たちは、授業中は全身を緊張させて口を閉じ、なるべく静かに息をした。ときには恐怖のあまりノートをとる手が震えることもあった。給食の時間でさえも、くだらない冗談で大笑いすることもなく、殺伐とした教室のなかで、息を殺して乾いたコッペパンを口に押し込んでいた。

ところが、あるとき私たちの同級生の一人が、生徒たちからもっとも恐れられている体育会系体罰教師を殴打し、ノックアウトしてしまったのだ。この日を境に学校の状況は一変した。彼らに同調する生徒たち何名かが一斉に蜂起し、暴力によって教師たちを制圧してしまったのだ。体罰教師を後ろ盾にして指導力を維持していた多くの教師たちは、急に弱腰になって、不良グループの生徒たちにおべっかを使うようになった。たとえ彼らが目の前で喫煙していたとしても、誰ひとり怒ることもなく、ただ、「吸いすぎに注意しろよ」と笑顔で忠告するだけであった。

しかしその一方で、教師たちは、まじめな生徒に対しては依然として厳しいままであった。たとえば、不良グループに所属しない生徒が喫煙しているのを見つけたときには、烈火のごとく激怒し、問答無用で往復ビンタだった。こうした不公平な対応が、一般生徒たちの教師に対する不信感を強め、同時に不良グループの支持者を増やしていった。その思いは、あたかも冬の日の山火事のようにあっという間に教室全体に広がり、教師たちに敢然と立ち向かう不良グループのメンバーは革命家のような尊敬を集めた。

こうなると、もはや誰も教師からのビンタを恐れなくなった。ビンタが子どもの心に「痛み」として突き刺さるのは、その身体的な痛みゆえではない。クラスメートたちの冷ややかな視線が集まるなかでビンタを受けるという恥辱的な構図こそが、心に突き刺さるのだ。だが、もはや生徒の大半は、教師のビンタを正当なものと考えなくなっており、ビンタを受けた生徒は「勇者」もしくは「殉教者」とさえ見なされた。

このような中学時代の経験から私なりに学んだことがある。それは、暴力による支配は必ず別の暴力を生み出すということだ。

ちなみに、学校が荒れたことで確実に前よりもよくなったこともあった。それは、かつては教室のあちこちで見られた陰湿ないじめがなくなったことだった。教師たちが体罰によって生徒たちを制圧していたころ、教室のなかでは順番に誰かをいじめの標的にするような陰湿ないじめが多発していたが、学校が荒れ出してからというもの、攻撃性はすべて教師に向かい、皮肉にも生徒のあいだに連帯感が生まれたのだ。


それにしても、当時の自分の立ち位置はつくづく微妙なものだったと思う。なにしろ、私はそれまで一度も喫煙したことはなく、もちろんシンナーだって吸ったことがなかった。学業成績はよく、あの恐怖政治のもとで一度もビンタをされたことのない希有な生徒だった。加えて、私は生徒会役員でもあった。生徒会役員である以上、たとえ心情的には不良グループに共感していても、そのことを公式に表明するわけにはいかない。あくまでも教師側=体制側として、治安維持に貢献する責務がある。

とにかく私が嫌だったのは、教師と不良グループの生徒たちとの乱闘騒ぎだった。立場上、私たちはそれを止めに入らなければならないが、たいてい、教師も生徒も極度な興奮状態にあり、しばしば双方の「流れ拳」を受けるはめになった。しかも、そうした治安維持的なふるまいを一般の生徒たちに目撃されることで、裏切り者の汚名を着せられる危険もあった。いまだから告白するが、ある時期から私は、学校で乱闘騒ぎが始まったのを察知すると、さりげなくトイレの個室へと雲隠れするようにしていた。

国境の紛争地帯のような毎日のなかで、生徒会室では、学校を少しでもまともな状態にするのに自分たちに何ができるのかについて話し合いが重ねられていた。もちろん、私個人の正直な気持ちをいえば、不良グループの生徒が何をしようと自分の知ったことではなく、さっさと高校に進学し、この悪夢のような中学校から逃げ出したかった。

それでも、毎日夜遅くまで生徒会室に居残りし、学校の現状を憂いて真摯に話し合ったのには、別の理由があった。私は、同じ生徒会役員の女子生徒——勉強ができて、吹奏楽部で難易度の高い木管楽器を担当し、長いストレートの黒髪をした、いかにも「お嬢さま」然とした同級生——に切ない片恋をしていたのだった。私は呆れるほどうぶな少年で、その子とただ一緒にいられれば、その場がいかに退屈で、堂々めぐり的な議論であっても幸せな気持ちになることができたのだ。

ともあれ、生徒会役員同士の話し合いの結果、私たちは一つの計画を立てた。それは、喫煙とシンナーの問題を低減するというものだった。私たちの方針をまとめるとこうだ。決して暴力は許容できないが、不良グループの怒りには正当な点があり、その点は教師たちが解決すべき問題、だから、生徒会としてはノータッチ。しかし、同級生の健康にかかわる問題は看過できない。そこで、誰かが校内で喫煙やシンナー吸引をしているのを見つけたら、「身体によくないよ。君の健康が心配」という声かけを行おう。その際、注意や叱責ではなく、あくまでも心配することが大切だ、と。

それで、私たちは休み時間や放課後になると、校内のトイレや体育館の裏側を巡回し、喫煙やシンナー吸引をしている同級生を見かけると、声をかけるようになった。要するに、私は早くも中学時代からアディクション回復支援のまねごとをしていたわけだ。もちろん、容易なことではなかった。当時、不良グループの生徒たちからよくいわれた言葉がある。それは、「煙草もシンナーもやったことがない奴にいわれたくない。自分である程度やってみたうえでいうんなら、俺もやめる努力をしてやる」だった。ときには、半ば冗談で強引に喫煙させられそうになることもあった。そんなとき私は、口を固く閉ざし、口に押しつけられた煙草を必死に拒んだものだった。

明らかに彼らは、煙草やシンナーを使ったことがあるかどうかで人間を二つの類型――「あちら側」と「こちら側」――に分けていた。つまり、煙草とシンナーは仲間かどうかを見分ける「踏み絵」であり、絆を確かめる神聖な儀式として機能していた。

だが、不思議なもので、人は、見て見ぬふりをする者よりも、おせっかいな声かけをする者のほうにまだしも親近感を覚えるものらしい。こうした活動をはじめるなかで不良グループと私たちとの心理的な距離は次第に縮まり、彼らのうちの何人かは、放課後になると話し相手を求めてよく生徒会室を訪れるようになった。

そのなかのひとりに、同じ小学校出身で、かつて近所の学習塾で一緒だった同級生がいた。彼は地頭がよい少年であり、ろくに勉強していないのに試験では私を脅かす高得点をとっていた。私と彼とは、塾の帰りに一緒に書店で漫画を立ち読みし、漫画本の貸し借りをしあう仲だったが、内心、私は彼のことを脅威に感じてもいた。もしも彼が真面目に勉強に取り組んだならば、私など到底かなわない——そう思っていたのだ。

ところが、中学に入ってから彼の外見は一変した。髪は金色に染められて燃えるように逆立ち、いかにも不良然とした変形学ランを着用し、学校の廊下を肩で風を切るように歩いていたのだ。私たち二人は、一方はビンタされる側に、そして他方はビンタされない側へと分かれた。そして、そのような立場の違いを私はずっと後ろめたく感じ、彼に対してどこかよそよそしい態度をとるようになっていた。

しかし、そんなわだかまりは私のほうだけだったらしい。彼が放課後の生徒会室を訪れ、いっさいの屈託を感じさせない態度で、しかも、よい意味でなれなれしく私に話しかけてきてくれた。そのおかげで、私は小学校時代のような親密な関係を取り戻し、外見がいかに変化しようとも、彼らしさの本質は何も変わっていないことに気づくことができた。ただ、かつてとは決定的に異なる点が一つだけあった。それは、彼の息からはいつも煙草とシンナーが混じり合った変な匂いがしていたことだった。

久しぶりに彼と話すようになってはじめて知ったことが二つあった。一つは、彼がクラシック音楽の愛好家であるということだった。当時、不良グループがたむろしているところでは、たいてい、矢沢永吉か横浜銀蝿の音楽が流れていた。それだけに、彼の趣味はとても意外だったが、「いつどこで仕入れた知識かわからないが、なぜか物知り」という点がいかにも彼らしかった。以来、私は彼が勧めるクラシックの曲をカセットテープにダビングしてもらって自宅で何度か聴き、その感想を述べるというやりとりをするようになった。私はそれまではまったくクラシック音楽には関心がなかったが、おかげで少しずつ知識を仕入れ、自分なりに気に入った曲もいくつか出てきた。

それからもう一つ、中学入学直後に両親が離婚し、現在は母親と二人暮らしだが、母親には別の恋人がいて、いつも泊まりがけで家を空けていること、したがって、ほとんどひとり暮らしと同じ状況であるということも知った。私は、もしかすると中学入学後の彼の生活変化には、こうした家庭内の状況が影響しているのかもしれないと感じた。

こうした放課後のやりとりを日々繰り返すうちに、彼の制服から煙草とシンナーの匂いがしなくなっているのに気がついた。いや、それは錯覚かもしれない。しかし、毎日放課後、生徒会室で話しているあいだは、不良グループのたまり場にはいないわけで、少なくともその時間だけは煙草もシンナーも摂取していないことは確かだった。その意味では、生徒会室での交流は彼の薬物使用を低減するのには役立っていたといえるだろう。

私と彼との生徒会室での会話に、私の片恋相手の女子生徒が参加することもあった。彼女はさすが吹奏楽部だけあって、クラシック音楽にくわしかった。だから、音楽の話になると、彼は私とよりも彼女との会話で盛り上がった。そうした場面に遭遇するたびに、私は彼に嫉妬し、いささか恨めしい気持ちを抱いたものだ。

こうして三年生の一学期が終わり、夏休みに入った。生徒会室での彼との語らいは一時中断となったが、夏休み明けには再開されるだろう――私はそう信じていた。

しかし、九月になって二学期が始まっても、彼は生徒会室にはやってこなかったし、そもそも登校していなかった。私は生徒会室で例の女子生徒と、そこにいない彼のことばかり話していた。だが、あるとき嫌な胸騒ぎがして、他の不良グループの生徒に彼の行方を聞いてみた。すると、なんと「夏休みに入ってから、またシンナーに手を出して警察に捕まった。いまごろは少年院に入っている」という事実を知らされたのだった。

次に彼と会うことができたのは、中学校生活最後の日、つまり卒業式の日だった。一年前から連日騒然としていた学校も、そのころには平穏を取り戻し、トイレにも煙草の吸い殻や、シンナー吸引後のビニール袋を見かけることもなくなっていた。おそらくそれは、年末ごろから、不良グループの生徒たちのなかにも、遅ればせながら勉強をはじめたり、内申書を気にしたりする者が出はじめたせいだったのだろう。

卒業式の日、学校側は、不良グループの生徒たちが、散々自分たちを殴った教師に対して「卒業リンチ」を企てているのではないかと警戒し、講堂の前にあらかじめパトカーを待機させていた。しかし、それは杞憂であった。というのも、卒業式でもっとも派手に泣いていたのは不良グループの生徒だったからだ。そして卒業式が終わると、彼らは職員室に集まり、教師たちに、「これまで大変ご迷惑をおかけしました」「もう煙草もシンナーもすっかりやめています。安心してください」などといって、深々と頭を下げた。さらにその後、教室に戻ると、今度は、自分たちが穴を空けた教室の壁を修理しはじめたのだ。その姿を見た教師たちは感涙にむせび、不良グループの生徒たちを順番に抱きしめた。それは、テレビドラマの一場面のような既視感を呼び覚ました。

その光景を目の当たりにしながら、私はとても白けた気分になった。一連の騒動は最初からこのラストシーンを迎えるためのものであり、すべてはあらかじめ準備された予定調和の物語だったのではないかと疑ったほどだ。

私は教室にいたたまれず、生徒会室に行くことにした。自分にとっては教室よりもはるかに愛着を感じる場所だったからだ。当然、もしかすると彼女がいるかもしれないという期待もあった。実際、部屋のドアを開けると、案の定、彼女はいた。しかし、ひとりではなく、誰かと顔をつきあわせ、何やら深刻そうな話をしているところだった。

私が入ると、彼女が顔を上げた。そして、それに呼応して、こちらに背中を向けていた話し相手が振り返った。彼だった。

「おう、大先生、卒業おめでとう」

茶化すような皮肉っぽい口調であった。おまけに呂律が回っておらず、離れていてもすぐにわかるほど、シンナーの強い刺激臭がした。やはり彼はシンナーをやめていないんだと落胆するとともに、少年院に入ったのに懲りてないのかと怒りを覚えた。

「俺も昨日少年院を卒業してきたよ。それで、今日はこっちの卒業式に出ようと思ったら、ラリッているからって出させてもらえなかった。卒業祝いに今日ぐらいは景気づけに一発くらいいいじゃねえって思ったんだけどね。しょうがねえから、この部屋でおまえを待っていたんだよ。そしたら、彼女が先にやってきたってわけだ。なぁ、そうだろ？」

彼は、同意を求めるように彼女の顔をのぞきこんだ。そして、脇に無造作に置かれていた、大きなデパートの紙袋を手にとって私に突きだした。

「渡したいものがある。少年院のなかで受けた、音楽鑑賞みたいな授業で偶然聞いた曲だ。昨日、少年院を出てそのまますぐに買いに行った。おまえに聞いてほしい。貸すから持ってけよ」

手わたされた紙袋のなかには、確かにラフマニノフの交響曲のＬＰレコードが一枚入っていた。私は、当時はまだその作曲家の名前を知らなかった。

「渡せてよかった。じゃあな」

彼は立ち上がって手を挙げると、そのまま私に背を向けて、覚束ない足取りで部屋を出ていった。ふらふらと左右に揺れながら部屋を出ていく彼の背中を眺めながら思った。こっちの意向を無視して一方的に「貸す」って一体何？　そもそも、このレコード、いつ返せばいいわけ？　今日でもう卒業、ここから先は別々の人生なのに……と。

彼が出ていった後、私は机を挟んで向き合うように、彼女の前に腰掛けた。彼女は目を伏せて、これまで見せたことのない思い詰めた表情だった。

「彼と何の話をしていたの?」

こわばった雰囲気をやわらげようとして、努めてさりげなく話しかけてみたが、彼女は黙ったままだった。

気が遠くなるような沈黙の後、彼女はようやく口を開いた。

「さっき彼に尋ねてみたの。何でまたシンナーをやったのかって。するとね、こういうのよ、「人は裏切るけど、シンナーは俺を裏切らないからさ」って。すごく悲しくなった」

そこでいったん言葉を句切ると、一息ついてから続けた。

「それで私、「どうしたらあなたはシンナーをやめられるの? 私に何かできることがある?」って聞いてみたの。そしたら彼こういうの、「おまえが一発やらせてくれたら、裏切らない奴もいるって人を信じる気持ちになって、やめられる気がする」って」

腹の底からドス黒い感情がせり上がってきて、言葉が出なくなった。

「私、彼にやらせてあげたほうがいいのかな?」

驚いて彼女の顔を見た。私の聞きまちがえかもしれないと思ったのだ。しかし、彼女は真剣な表情だった。

その質問に対して自分がどう答えたのか、そもそも、何らかの回答をしたのか、それについては不思議なほど覚えていない。その直後の記憶だけがすっぽりと抜け落ちている感じなのだ。

まもなく私は、地元では一応進学校とされている高校に進学した。安堵。それが正直な気持ちだった。もはや教師と不良グループの生徒たちの乱闘に巻き込まれる心配はなく、突然、教室のガラスが割れたり、壁に穴が空いたりする音に驚く必要もない。もう悪夢のような中学校に逆戻りすることはないのだ。

中学卒業後、一度だけ彼ら二人の姿を遠目に見かけたことがある。高校時代、学園祭の打ち上げで友人たちと夜の繁華街を歩いていたときに、二人が肩を並べて歩く姿を見かけたのだ。彼女の外見は一見別人だった。髪は茶色く染められ、かつてのイメージからは想像つかないほど派手で大人びた服装をしていたが、彼女であることはすぐにわかった。彼は彼女の肩に手を回し、二人はまるで恋人同士のように見えた。

その夜、私は、生まれて初めて喫煙を経験した。呆然としている私に、何も事情を知らない友人が、偶然、「一本どう?」と煙草を勧めてきたのだ。自分でも不思議なことに、その日、私は友人の提案をなぜかあっさりと受け入れた。あれほど周囲にやめるように注意し、自らも必死に拒んできた煙草を。

衝撃的な初体験だった。長いこと探していたパズルの最後のピースをやっと見つけたような、あるいは、心の凹みを埋めてくれる何かが、カチッと音を立ててぴったりはまったような、おおげさではなく確かにそんな感覚があった。

この物語には悲しい後日譚がある。

中学卒業から五年を経過したある日、風の便りで彼の死を知った。自動車事故だったという。大破した車の助手席には薬物の粉末が入った袋が置いてあり、どうやらそれが違法な薬物であったらしい。覚せい剤？　おそらくそうだろう。

その話を知ったのは、小田原から離れたくて、わざわざ故郷から遠い土地の医学部に入学したころだった。すでに中学時代の記憶も薄れていたせいか、それほど動揺しなかった。あんなむちゃな生き方をしていれば早死も当然だ——その程度の感慨だった。

しかし、自身が三〇歳になり、薬物依存症患者の診療をはじめたころから、彼のことをよく思い出すようになったのだ。診察室で出会う患者のなかには、かつての彼と瓜二つの未成年の患者や、彼と同じ少年時代をすごした成人の患者が多数いた。そのせいで、アディクション臨床は、必然的に自身の思春期をなぞり直し、考え直す場となった。

中学生当時の謎も解けた。なぜ彼はあんなにもシンナーを使いつづけ、少年院に入ってもそれを手放すことができなかったのか？　その答えはこうだ。彼は、中学時代にすでにシンナー依存症という「病気」に罹患しており、本来であれば専門的治療を受けるべき病状であったのだ。そして、おそらくはより強烈な刺激を求めて、ある時期からシンナーから覚せい剤へと依存対象が変わったのだろう。典型的な薬物依存症者の薬物遍歴パターンだ。

専門家と称する人たちの嘘にも気づくことができた。学校の薬物乱用防止教育講演では、「薬物に一回でも手を出すと依存症になる。だから最初の一回、ダメ。ゼッタイ。」といった話が定番化しているが、その真偽はかなりあやしい。実際、中学時代、シンナーを吸引していた同級生の大半は、卒業までにはシンナーをやめていて、その後も薬物とは縁のない人生を送っている。そもそも、この手のおおげさな脅しは、大人を信用しなくなった子どもにはまったく効果がない。

しかし、少数とはいえ、薬物に耽溺してしまう者がいるのも事実だ——たとえば彼のように。私が、後にアディクション臨床の場で出会った患者の多くもそうだった。当初は仲間とともに楽しい時間をすごすためのツールにすぎなかった薬物が、いつしか仲間を裏切ってまで追い求める対象へと変化する。あるいは、仲間との絆のための薬物が、人を遠ざけ世間の騒々しさを遮蔽し、孤高の世界にひきこもるための薬物へと変化するのだ。誰もがそうなるわけではない。なるのは決まって心の痛みを抱えている者だ。

ラフマニノフの、あの暗い情熱がほとばしる音楽を聴きながら、いまだやめられない煙草をくゆらせていると、不意に彼の言葉を思い出すことがある。

「人は裏切るが、クスリは裏切らない」

自身のアディクション臨床のなかで、これと同じ言葉を何人もの患者から聞かされてきた。彼らは、安心して人に依存できない人たち、あるいは、心にぽっかりと口を開いた穴を、「人とのつながり」ではなく、クスリという「物」で埋めようとする人たちだ。

しかし、ひねくれ、挑戦的な表現とはいえ、人に対する絶望をあえて誰かに伝える、という矛盾した行為そのものが、「人とのつながり」を求める気持ちの表れとはいえまいか？　それが仄見えるからこそ、一部の人間は善意から手を差し伸べるわけだが、アディクションという病には一筋縄ではいかないところがある。気づくと、嵐に巻き込まれ、蟻地獄に引きずりこまれているのだ。私の片恋相手はそうした被害者のひとりであった気がする。

おそらく私自身もそうなのだろう。だから、あの悪夢のような思春期から離れたいと切望しながらも、皮肉にも、アディクション臨床というかたちで再びそこに回帰し、それにハマっ《アディクティッド》たまま、いまだに離れられないでいる。そして、この長い旅路の始まりがあの人事だったことに思い至るとき、私は柄にもなく「運命」という言葉を使いたくなるのだ。

「浮き輪」を投げる人

私が医学部を卒業した一九九〇年代前半、大学医局では、「精神医学の王道は統合失調症であり、精神科医たる者、統合失調症に精通してこそ一人前」という暗黙の了解があった。それゆえ、志もないままま医学部に入学し、怠惰な医学生時代をすごした私ではあったが、ひとたび精神科医になろうと決めてからは、「一人前」を目指し、もしも「王道」というものがあるならば、ぜひともその道を歩みたいと願ってきた。

それだけに、医局人事で依存症専門病院への赴任を命じられたとき、私はそれを「左遷」と同じ意味に受け取った。当時、精神科医として五年目の春を迎えようとしていたが、依存症の治療経験は皆無で、指導や研修を受けたこともなかった。泳ぎを知らない人間をいきなり海に投げ込むなんて懲罰人事ではないのか。そう疑いもした。

それまでの私は、単科精神科病院に勤務して、急性期病棟の担当医を務めていた。確かにその病棟には覚せい剤やシンナーによる幻覚や妄想――薬物誘発性精神病――を呈した患者が数多く入院しており、当然、そうした患者の治療経験はあった。だが、それと薬物依存症の治療はまったく次元の異なる話だった。

誤解を恐れずにいえば、薬物誘発性精神病の治療はたやすい。閉鎖病棟に強制的に入院をさせ、物理的に薬物から切り離した環境で抗精神病薬を投与する。それだけだった。たとえ患者の心がどこにあろうと、病棟内に身体があれば、放っておいても二、三週間で患者の精神状態はすっかり改善する。しかし、本当の問題はその先なのだ。すっかり正気を取り戻して退院すると、患者は、拍子抜けするほど簡単に薬物を再使用してしまう。同じ患者が短期間に何度も入院をくりかえすこともめずらしくないほどだ。その意味では、私が急性期病棟で提供してきたのは、「再び薬物を楽しめる状態に戻してあげる」治療ともいえた。

その、シジフォスの神話にも似た徒労感は、まだ若く意欲に満ちていた当時の私をひどく萎えさせた。そして、いつしか薬物依存症患者は、私のなかで「診たくない患者ランキング第一位」に位置づけられていたのだ。

そんな私が依存症専門病院に赴任し、多数の薬物依存症患者を治療しなければならなくなったわけである。

赴任初日、外来待合室を足早に横切る際、視野の隅に入った患者たちの断片的な映像は衝撃的で、そこが病院であることを忘れさせた。金色に染められ逆立てられた髪、半袖から突き出た上腕に描かれた刺青、モヒカン刈りとサングラス、鼻と眉、そして唇がピアスで貫通された顔面……。

そうした視覚情報は、私の奥に眠る、懐かしくも残酷な中学時代の記憶を刺激したのは事実だが、だからといって、最初からアディクション臨床に夢中になれたわけではない。むしろ内心、半泣きで診察にあたっていたというのが正直なところだった。

というのも、そもそも、診察室で患者と何を話し合ったらよいのか、そこからしてわからなかったからだ。依存症は「見えない病気」だった。診察室で向き合う患者の多くは、すでに幻覚や妄想が消退し、表面上は誰がどう見ても普通の人だった。しかしその一方で、目の前に覚せい剤の粉末が置かれれば、心臓は高鳴り、全身から脂汗が吹き出し、腸の蠕動が亢進して便意を催し、薬物の欲求に身悶えするわけだ。

では、この人たちが覚せい剤にビクともしない体質を手に入れるには、どうしたらよいのか。それが皆目見当がつかなかったのだ。

苦肉の策として思いついた治療法は、「患者に、薬物が心身の健康におよぼす害を懇切丁寧に説明する」というものであった。おめでたいことに私は、「患者が薬物を手放さないのは薬物の害に関する知識がないからだ」と考え、薬物による健康被害のリアルを知れば、患者はビビり、彼らの行動は変わると確信したわけだ。

とはいえ、薬物の害を患者に説明するのは簡単なことではなかった。依存症専門病院で患者を診るようになって驚いたのは、覚せい剤を使ったからといって、誰もが幻覚・妄想を体験するわけではない、という事実だった。それまでいた急性期病棟では、覚せい剤絡みの患者といえばいずれも幻覚・妄想状態を呈していたが、それは、覚せい剤依存症者のほんの一握りの人たちにすぎなかったのだ。

むしろ典型的な覚せい剤依存症患者は、覚せい剤を数日間連続で使ったときだけ、一時的に「警察に尾行されている」「盗聴されている」といった妄想を体験するものの、覚せい剤使用をやめて一日、二日経てば、それもすみやかに消えてしまう。なかには、これまでそうした症状をまったく経験しないまま、それこそ二〇年以上覚せい剤と「よいつきあい」を続けてきた者もいる。だからこそ、彼らは覚せい剤のデメリットに懲りることなく、年余にわたってくりかえし覚せい剤を使用することができたともいえる。

そうなると、私が覚せい剤の精神面への健康被害を誇張したところで、患者は「ビビる」どころか、「あの医者、嘘いっているよ」とせせら笑われて終わりだ。

そこで私は考え方を切りかえて、今度は、身体面の健康被害に焦点を当てようと目論んだ。もっとも手っ取り早いのは、血液検査をして内臓が障害されている証拠となるデータを患者に示すというやり方だった。

しかし、これも早々に断念することとなった。というのも、困ったことに大半の覚せい剤依存症患者は、血液検査のデータが正常だったからだ。すでに当時、若い覚せい剤使用者のあいだでは、経静脈的な覚せい剤摂取経路に代わって、経気道的摂取経路（加熱吸煙摂取、いわゆる「アブリ」である）が主流になりつつあり、注射器のまわし打ちによるC型肝炎ウイルス感染は確実に減少傾向にあった。むしろ内臓がボロボロになり、病気のデパートと化しているのは決まってアルコール依存症患者であり、それに比べると、覚せい剤依存症患者ははるかに健康だった。この状況では、内臓障害を口実にして彼らをビビらせるのにも限界があった。

こうなったら患者に覚せい剤乱用による脳萎縮の事実を突きつけて、覚せい剤の怖ろしさを伝えるしかない。私はそう考えた。事実、動物実験では覚せい剤の神経毒性が証明されており、そうした神経細胞の損傷は、ヒトにおいては、「脳の萎縮」として観察できるはずだ……。私は、患者という患者に片っ端から脳のMRI検査を受けさせた。

しかし、またしても私の目論見は外れてしまった。覚せい剤依存症患者の大半は、脳の萎縮など認められなかったからだ。脳萎縮が顕著なのは高齢のアルコール依存症患者ばかりで、覚せい剤依存症患者の多くは頭蓋骨一杯に脳が詰まっていた。

私は窮地に追い込まれた。いくらなんでも、覚せい剤依存症患者に対して「いまのところ内臓も悪くないし、脳も萎縮していない」とか、「脳や内臓へのダメージは、覚せい剤よりアルコールのほうが上」といった説明では、彼らをビビらせることができない。

ついに私は、反則行為に手を染める決意を固めた。それは、アルツハイマー型認知症患者の萎縮した脳画像の写真を示して、「これは長年、覚せい剤を使いつづけてきた人の脳です」と説明するという、一種の詐欺行為だった。

しかし、それさえも効き目はなかった。覚せい剤の害を「盛って」話す説教ごときで覚せい剤を手放す者など一人もいなかったのだ。それどころか、「もう脳みそがダメになったなら、後はもう死ぬまでやるしかないでしょう」「薬をやってゆっくり死ねるならそれが本望」などとかえって居直るだけだった。

それだけではない。説教にうんざりした患者は通院を中断し、次々に外来から姿を消していった。なかなか薬物をやめられない者、すなわち、依存症に対する専門的治療が必要な患者ほど、治療から離れていったのだった。

それでもなお、私は、薬物の健康被害について延々と説教しつづけていた。無駄とはわかっていたが、私には、他に方法が思いつかなかったのだ。

ある日、とうとう私は、強面の中年男性の覚せい剤依存患者から手厳しい洗礼を受けるはめになった。その患者は、覚せい剤による逮捕歴と刑務所服役歴があり、それによって多くを失いながらも、それでもなお覚せい剤がやめきれずにいた人だった。

診察室で、憮然とした表情で腕を組む彼の威圧感をいまでも私は忘れない。その日、私は、いささか気圧されながら、いつものように覚せい剤の健康被害について滔々と演説をしていた。すると、話しはじめてものの一分も経たないうちに、彼は私の話を遮り、声を張り上げてこう凄んだのだった。

「うるせえなぁ。害の話なんか聞きたくねえよ！　俺は自分の身体を使ってもう一五年以上も「臨床実習」してんだよ。クスリやりすぎて死んだ仲間だって見てきた。ところが、あんたがシャブについて知っているのは、本で読んだ知識だけじゃねえか。いくらあんたが専門家でも、シャブに関する知識じゃ俺には敵わねえんだよ」

さらに彼は顎をしゃくり上げていった。

「自分よりも知識のねえ医者のところにどうして俺が来てんのかわかるか？　わざわざ長い待ち時間に耐えて、金まで払って病院に来る理由がわかるか？」

圧倒された私は、声の震えを必死でごまかしながら、平静を装って質問した。

「それは、な、なぜですか？」

すると、その患者は不意に声と表情をやわらげてこういった。

「それはな……クスリのやめ方を教えて欲しいからだよ」

彼の指摘はまさに正鵠を射ていた。説教や叱責といったものは、それこそ彼の周囲にいる素人の人たちが無償でやっていることだ。それと同じものを、いやしくも国家資格を持つ専門家が有償で提供してはいけない。そもそも、この患者は強制入院しているわけではなく、自分の意志で専門病院の外来にやってきた人だった。私はそのことが持つ意味をまったく理解していなかった。完全に私の負け、玉砕といってよかった。

当然ながら私は、この患者に「クスリのやめ方」など教えることもできず、ただ、黙って唇を噛むことしかできなかった。

思えば、これが私のアディクション臨床の出発点だったのだ。

依存症専門病院に赴任して最初の半年間、私は精神科医としての自身の存在価値を疑い、無気力状態に陥っていた。以前勤務していた急性期病棟は、ハードではあったものの、自分が行った医療行為のフィードバックをすぐに得ることができた。たとえば、幻覚や妄想に支配され、支離滅裂な呪文を連呼していた人が、抗精神病薬の投与によって、日を追って礼儀正しい紳士の姿を取り戻す。あるいは、石化光線でも浴びせられたかのように険しい表情のまま凍りついた昏迷状態の女性患者が、電気けいれん療法によって、突然、魔法が解かれたように柔和な主婦の表情を取り戻す――こうした臨床経験は、精神科医としての自己効力感を高めるのに役立った。

ところが、新しい赴任先で私はあまりにも無力だった。薬物をやめさせることについては何一つできなかったのだ。なにしろ、依存症には幻覚・妄想に対する抗精神病薬のような治療薬――たとえば「覚せい剤を嫌いにする」薬――など存在しない。薬物誘発性精神病とは異なり、いくら患者をむりやり入院させ、身体を病院のなかに押し込めても、心がそこになければ、依存症の治療など何をやっても意味がない。しかし、依存症専門病院赴任当初は、そんなこともわからなかった。

一定期間薬物から物理的に切り離して薬物からの離脱をはかれば、薬物への執着もやわらぎ、断薬する気になるかもしれない――そのような善意から、薬物を手放す決意が十分に固まっていない患者を必死に口説き落とし、少々強引に入院させたこともあった。しかし、嫌々入院した患者は、治療に消極的であるばかりか、窮屈な病棟生活に嫌気がさし、他の患者とトラブルを起こしたり、スタッフに暴言を吐いたり、あまつさえ、病院内で飲酒や薬物使用をしたりした。あたりまえの話だが、たとえ患者の身体を支配できたとしても、心は決して支配できないし、変えることもできないのだ。

患者の変節や翻意がいとも簡単に生じることにも面食らった。たとえば、覚せい剤取締法違反で逮捕されたものの、すんでのところで起訴猶予となったのを機に来院した患者がいたとする。彼は、「もうシャブには懲りました。ここで何とか自分の薬物依存症を克服しないと、家族や仕事を失ってしまいます。一生懸命、治療を受けたいので、入院させてください」と、それこそ土下座せんばかりの勢いで入院を希望する。しかし、それにもかかわらず、入院して一週間もすると、突然、退院を希望してくるのだ。

「昨夜、夜通し考えて一つわかったことがあります。いまの自分に必要なのは、こうして病院でのんびりしていることじゃなかったんです。いま大事なのは、迷惑をかけた妻子に少しでも償いをすべく、一円でも多くお金を稼ぎ、あいつらの側にいてやることだってことに思い至ったんです。先生、今日にでも退院して仕事を探します」

だが、実際に退院してみれば、あっさり覚せい剤を再使用し、呆れた妻子は本人を見捨ててどこかに逃げ去ってしまう——こういった、実に馬鹿げたエピソードの連続だったのだ。

ところが、依存症専門病院に赴任して半年を過ぎたころ、思いがけず突破口が開かれた。

私は、自分が担当する患者から、ある日曜日、薬物依存症者の自助グループであるナルコティックス・アノニマス（Narcotics Anonymous；NA）のオープン・ミーティングに参加してくれないかと誘われたのだ。

その患者は四〇代の静かな雰囲気の男性だった。日中は出版関係の仕事をしていて、定期的にNAのミーティングに参加しながら、五年間の断薬を継続していた。もはや通院を続ける必要はないのではと提案したこともあったが、初心を忘れないために、断薬のスタートを切ったこの依存症専門病院への月一回の通院――本人いわく、「病院詣で」と呼んでいた――を続けたいというので、通院を受け入れていた。

その彼が、診察の際、私にこういってきたのだった。

「先生にお願いがあります。自分の仲間たちのことを知ってもらいたいので、ぜひ一度、ミーティングにおこしいただけないでしょうか。今度の日曜日、一般の人も参加できる、オープン・スピーカーズ・ミーティングがあります」

正直なところをいえば、そのイベントに参加するのは気乗りしなかった。すでに他の患者からNAに関する噂は断片的に聞いていたが、秘密結社や新興宗教の集会に共通する怪しさを感じて警戒していたのだ。とはいえ、患者から誘われると、なかなか断りにくい。一度だけ冷やかし半分でいってみるか。そんな軽い気持ちで、私は重い腰をあげた。

そして当日、ミーティング会場となっている公民館に入るなり、私は驚いた。というのも、三ヵ月ほど前、院内に薬物を持ち込んで使用するという目にあまる規則違反により、私が強制退院ばかりか、「病院への出入禁止」まで申し渡した患者がいたからだ。「出入禁止」は、いま思うと明らかにやりすぎだったが、当時は警察に通報するよりはマシだと自分を納得させていた。とはいえ、それでも彼は自分のことを恨んでいるにちがいなかった。だから、もしかすると殴られるかもしれないと警戒し、身を固くした。

しかし、予想に反して彼は満面の笑みで私を迎え、ハグを求めてきた。

「先生に強制退院させられて、目が覚めました。おかげで回復の手がかりをつかめました。病院がダメになったから、あとは自助グループしかないと思いまして、いまは県内のNAに週二、三回参加しながら、三ヵ月間クスリをやめさせてもらっています」

私は若干怯みながら、ごく浅く彼と胸を合わせてかたちばかりのハグをした。おそらくそのとき私は、まるで奇跡的に命拾いした人質のような表情をしていたにちがいない。

会場では、さまざまな薬物依存症者たちが順番に登場して自己紹介をしていた。登壇者が、「薬物依存症者のジョニーです」と自分のニックネームを名乗ると、聴衆はいっせいに「ジョニー！」と登壇者の名前をくりかえした。そして、彼らが語る自らの物語は、どんな小説よりも人間臭く、自虐的な笑いに満ちていた。

最初に登壇したのは、賭け事のために覚せい剤を使ってきたという男性だった。

「覚せい剤を使うとスロットの数字の目がとまって見えたし、麻雀牌の向こうが透けて見えたんだよね。超能力者とか、ギャンブルの神になったかと思ったよ。でもね、なぜだか必ず負けちゃうんだ。結局、全財産をすってしまったのを考えると、どうやらあれは幻覚だったんだねえ」

続いて、女性のスピーカーが登壇した。

「自分は主婦なんですけど、掃除が苦手です。片づけられない女です。掃除が億劫で、億劫で。でも、覚せい剤はそんな私を変えてくれました。掃除が楽しくなり、それこそ一日中掃除をすることができたんです。だから、ハマったんです。でも、よい時期は長く続きませんでした。掃除を始めようと思って覚せい剤を使うと、掃除機のなかに盗聴器が仕込まれている気がして、それで、掃除を始める前に、まずは盗聴器を探し出そうとして掃除機の分解を始めるようになっちゃったんです。結局、分解した掃除機の部品で余計に部屋が散らかってしまいました」

順番に登壇するスピーカーたちが、こうした薬物使用にまつわる自虐的で偽悪的な話をするたびに、会場は、それこそドッカン、ドッカンと爆笑に沸いたのだった。

私が呆然と立ち尽くしてその光景を眺めていると、私をミーティングに誘った患者が側にやってきた。

「先生、変な集まりだなぁって思いますよね？」

私は曖昧な笑みを浮かべて、答えを濁した。

すると、彼はひとり言のように話しはじめた。

「でも、この変なところに妙な力があるような気がするんです。変なほうが人は回復するというか……いや、冗談はともかく、真面目な話をさせてください。

私の考えですが、自助グループには二つの効果があります。一つは、過去の自分と出会うことができるという効果です。依存症という病気は、別名「忘れる病気」ともいわれています。私たち薬物依存症者は何度も断薬を誓い、実際何度も断薬してきました――といっても数日単位、数時間単位の話ですが。

薬物で逮捕されたり、薬物でおかしくなって人前で大失態を演じてしまったりしたときには深く反省して、しばらくのあいだ断薬します。しかし、なかなか長続きしません。薬物をやめるのは簡単です。難しいのは、やめつづけることです。

なぜ難しいのかというと、薬物による苦い失敗という最近の記憶はすぐに喉元を過ぎてしまうからです。いつまでも鮮明に覚えているのは、薬物を使いはじめの時期の、はるか昔の楽しい記憶ばかりです。

ですから、私たち依存症者は、しばらく薬物をやめていると、「その気になればいつでもやめる力があることがわかったから、もうしばらく使うことにしよう」とか、「今度は、失敗しないように上手に使うことができるだろう」などという気持ちになり、自分が立てた誓いを簡単に忘れてしまうのです。

ところが、自助グループのミーティングに参加しつづけていると、当然、はじめてミーティング会場に足を運んでくる依存症の人がいるわけです。まだ薬物が完全に切れておらず、呂律が回らず、体調の悪さを抱えながらも、自分なりに思うところがあって勇気を出して緊張した面持ちでやってきた、新しい仲間です。

自助グループで一番大切にされるのは、このような、初めてミーティングにやってきた新しい仲間です。その仲間の姿は、重大な決意をもってその会場を訪れたかつての自分の姿と重なり、いまやすっかり喉元を過ぎてしまった記憶――最後に薬物を使ったときの苦々しい記憶を蘇らせ、初心を思い出させてくれます。つまり、ミーティングでは過去の自分と出会い直すことができるのです」

「もう一つは、未来の自分と出会うことができるという効果です。依存症者がなかなか薬物を手放せないのは、本人たちにとってそれが自分の重要な一部分となってしまっているからです。長年、薬物とともに生きることで、楽しいことも悲しいこともそれらとともにあります。悪い記憶ばかりではありません。薬物があったおかげで、仕事で成功をおさめたり、苦境を乗り切ったり、すばらしい出会いを経験したりした記憶もあります。

その意味では、依存症者にとって薬物はあたかも自分の「親友」「盟友」のようなもの、少し気取ったいい方をすれば、「ケミカル・フレンド」なのです。それだけに、薬物依存症者にとって、薬物を手放すことは一種の喪失体験――長年連れ添った伴侶との別離にも似ています――でもあるのです。

ですから、薬物を手放した自分には何も残らないのではないか、あるいは、自分が抜け殻のようになり、この先、ずっと灰色の無味乾燥な人生に耐えなければならないのではないか、と不安になる人もいます。多くの薬物依存症者がなかなか薬物を手放す決心がつかないのは、たぶんそのせいです。

ところが、自助グループに行けば、何とか苦しい日々を乗り越えて一年間やめつづけた人、あるいは、三年やめつづけて気持ちにゆとりが出てきた人、さらには一〇年とか二〇年やめつづけ、薬物がない生活があたりまえになっている人とも出会うことができます。そこには、近い未来の自分の姿や、遠い未来の自分の姿があります。決して抜け殻になっておらず、苦労しながらも自分らしい人生を楽しみながら、年余にわたってやめつづけることに成功している姿です。そのような未来のイメージは、依存症を抱える私たちに希望を与え、回復への意欲を刺激してくれるのです」

「まあ、とにかく「この先の人生ずっとやめつづける」なんて考えると、先の長さに気が滅入ってやる気を失いそうになります。だから、私たちは薬物を使いたくなったときにはこう考えるようにしています。「今日一日だけ使わないでいよう。使うのは明日にしよう」って。で、明日になったらまた同じように自分に言い聞かせる。その積み重ねです。ひとりでこれをやるのは大変ですが、仲間と一緒ならやれます。人生においてもっとも悲惨なことは、ひどい目に遭うことではありません。一人で苦しむことです」

なるほど、と思った。自助グループとは、自分の過去と未来に出会い、仲間たちと自虐的なユーモアをシェアしながら、薬物のない今日一日を確認し合う場所なのか。そしてその場所は、病院でもお手上げで、「出入禁止令」を出さざるを得なかった依存症者まで受け入れ、彼の薬物使用を止める力を持っている……。驚きだった。

しかし、衝撃はそれだけでは終わらなかった。その後に「とどめの一撃」が待っていたのだ。それは、この集会のクロージングでのことだった。参加者たちがそれぞれに手をつないで大きな輪を作り（わけもわからぬまま、逃げ遅れた私は、その輪のなかに巻き込まれてしまった）、それから声をあわせてある言葉を読み上げたのである。

「神様、私にお与えください／変えられないものを受け入れる落ち着きを／変えられるものを変える勇気を／そして、その二つを見分ける賢さを」

とても簡単な言葉だが、それがなぜか私の無防備な胸にもろに突き刺さったのだ。私は、自分が変えられないものを変えようとして一人で勝手に落ち込んでいたことを一瞬にして悟った。いくら監禁して両肩をつかんで揺さぶって説得しても、「好きなものを嫌いにさせる」ことはできない。つまり、誰も人を変えることはできない、変えられるのは自分だけなのである……。

思えば、駆け出しの私は、急性期病棟での臨床を少しばかり経験したせいで傲慢になっていたのであろう。強制入院や行動制限を行いながら、薬物療法によって人を変えることができるような万能感にさえ陥っていたのかもしれない。

しかし、それは本来の「心」の治療ではない。私たち医療者にできるのは、依存症者が落ち着いて自分の今後を考えられる機会と情報を与え、彼らが自分を変えるための行動を起こしたときに伴走し、「それでいいんだよ」と応援することくらいしかない。たとえていえば、医療者ができるのは、海に溺れている依存症者に対して「浮き輪」を――できれば絶妙なタイミングで――投げてやり、陸地のある方向を教えることだけであり、その「浮き輪」を自分の手でつかんで陸地まで泳いでいくのは、依存症者自身なのだ。

仮に、彼らが陸地を目指して泳がなかったとしても、そのことに関して私たちはどうにも責任のとりようがない。しかし、それは無責任とは違う。当事者の健康さを信じ、相手の「心の自由」を保証するがゆえの配慮なのだ。

後になってふと思ったことがある。私をNAのミーティングに誘い出してくれた患者は、浮かぬ顔をして診療している新人医師を励まし、育てる意図から声をかけてくれたのではないか。だとすれば、その目論見は大成功であった。

自助グループでの体験は、私がそれまで学んできたいかなる精神医学とも異なっていた。冷静に考えれば、あたりまえの話だ。というのも、「依存症は、道徳心の欠如や意志の弱さのせいではない。病気なのだ」ということを最初に唱えたのは、医者ではなく、自助グループを立ち上げた当事者であったからだ。一九三五年、米国で禁酒法が撤廃された二年後に、二人のアルコール依存症者の出会いからアルコホリクス・アノニマス（Alcoholics Anonymous；AA）という自助グループが誕生し（NAもそこから派生した)、「病気」という疾病概念をひっさげて、それまで医療者から「治せない」と匙を投げられた依存症者たちを次々に回復させていったのだった。しかしその後、米国医学会がアルコール依存症を医学的疾患と認めるまでに二〇年、それから世界保健機関が認めるまでには、そこからさらに二〇年を要している。

要するに、依存症という病気は、まずは当事者によって発見され、医学は長いことそれを疑った後にようやく追認し、その後、今日まで当事者の経験と知恵を学んで(もしくは、盗んで)できたわけだ。医学全体を見わたしても、こんな病気は他に見当たらない。

ならば、と私は気持ちを定めた。いまはとにかく、当事者から学んでみよう、と。

私は、薬物を再使用してしまった患者に対して、まずは正直な告白をねぎらったうえで、自分の率直な疑問をぶつけてみた。「どんな状況でクスリを使いたくなり、どんな状況ではクスリを使わないでいられるのか」「クスリに対する欲求を抑えるのに成功したときと失敗したときでは何がどう違ったのか」をくわしく訊くことにしたわけだ。後に気づいたのだが、このような治療者の「学ぶ姿勢」は、患者と「綱引き」しない、協働的な治療関係を作りあげるのを助けてくれたようだ。

薬物をやめるヒントは患者のなかにある。その意味では、ダルクという薬物依存症者のための民間リハビリ施設にかかわったことも財産となった。ミーティングの合間の雑談で語られる彼らの知恵――「クスリへの渇望が非常に強いのは四〇分くらい。この四〇分間、どうやってしのぐかが課題。俺の場合は熱いシャワーを浴びていた」「俺の場合は、激辛な食べ物を食うことだった」など――は、お世辞にも高尚とはいえなかったものの、説教や叱責で終始するよりは、はるかに具体的な対処としての価値があった。

思わず笑ってしまいそうな知恵もあった。それは、ある覚せい剤依存症患者がいった対処方法だ。曰く、「喉が渇いても、「ボルヴィック」は買わない。コーラを買う」。これは、覚せい剤を注射で使ってきた者のなかには、こうした市販鉱水をいつも携行し、外出先でこの鉱水で覚せい剤の粉末を溶いて注射してきた者が少なくない。そのような者の場合、特定の銘柄のペットボトルが覚せい剤の欲求を刺激することがあるというのだ。

いずれもどんな精神医学の教科書にも決して書いてないことだ。この手の「生きのびるための知恵」が、アディクション臨床の現場にはゴロゴロ転がっている。


気づくと私は、依存症専門病院で自分が初診担当する日になると、「今日はどんな薬物依存症者と会えるのか」と、胸を高鳴らせて患者を待つようになっていた。

もちろん、初診はいつも緊迫した雰囲気で始まる。なにしろ、依存症という病気は本質的には「治りたくない」病だ。確かに薬物でいろいろとトラブルが生じているからこそ受診しているわけだが、本音をいえば薬物をやめたくなんかないのだ。患者の多くは、周囲の恫喝や脅迫に負けて渋々受診していて、だから、初診の診察室では、目の前の医者を恨めしそうに睨みつけるか、あるいは、顔を背けている。

しかし、焦る必要はない。心底治療が嫌ならば、そもそも診察室にはいないはずだ。派手に暴れて受診に抵抗したり、あるいは、受診日当日に逃亡するという手もある――実際、薬物依存症患者の多くはその手の行動は朝飯前だろう。それにもかかわらず、なぜ彼らはいま診察室にいるのか。その理由を考えてみるとよいのだ。

答えは簡単である。どこかに「このままではダメだ」「もう少しマシな人生を送りたい」という気持ちが存在するからだ。その部分――そのわずかな心の隙間――にどうやって自分の足先を突っ込み、相手にドアを開けさせるか。

これはもはや治療ではない。営業、いや誘惑といったほうがよいかもしれない。

それがわかりかけたころには、私はすでにアディクション臨床に夢中になっていた。

生きのびるための不健康

アディクション臨床は刺激に満ちている一方で、たえず援助者自身が無力感と向き合いつづけなければならない時間が長い。アルコールや薬物を手放す気持ちになれない患者、あるいは、治療プログラムや自助グループへの参加を躊躇する患者に対して、ともすれば痺れを切らしそうになるのを抑えつつ、辛抱強く患者の変化を待つことも必要だ。焦って強引な治療を進めれば、かえって患者との関係性が途切れてしまうリスクもある。もっとも重要なのは、本人がその気になったときに自分の声が届く距離感で患者とつながっていることだ。

そのようにして待ちつづけるなかで突然チャンスがやってきて、患者が劇的に変化することは確かにある。これは決してめずらしいことではない。しかし、必ずそうした変化が訪れるとはかぎらない。手をこまねいているうちにチャンスを逃したり、結局、最後までチャンスは訪れることなく、悲劇的な結末を迎えてしまったりすることも皆無ではない。

そのような無力感に持ちこたえるために、人は妙な習慣を必要としてしまうことがある。かつて欧米の兵士たちにとって煙草と麻薬は欠かせない戦場の日用品であったことはよく知られている。また、わが国の刑務所受刑者がやたらと鎮痛薬や睡眠薬を欲しがるのも、裁量の効かない自身の日常に適応する方策なのだろう。

いいわけめいた書き出しとなったが、アディクション臨床に従事するなかで、どういうわけか私は妙なものにハマってしまった。「セガ・ラリー・チャンピオンシップ」という世界ラリー選手権を模したドライブゲームだ。

いつごろからか定かではないが、私は、依存症専門病院での診療業務が終わると、毎日のように繁華街の一角にあるうらぶれたゲームセンターに日参するようになっていた。いつも店に入るなり、そのゲーム機のところまで一直線に進み、ラリーカーそっくりのバケットシートに身を沈めて百円玉を投入した。するとその瞬間、私は別世界にワープし、ユハ・カンクネンやコリン・マクレーになりかわって、CG画面でリアルに再現される砂漠や雪原を、空想のラリーカーで疾走していた。そう、汗だくになってステアリングを左右に激しく切り、Hパターンのシフトレバーをめまぐるしく動かして、次々に眼前に立ち現れる曲率の予想できないコーナーにチャレンジする。マシンの姿勢を横に向け、ドリフト状態のまま、マシンを最短のブレーキ時間と最長のアクセル全開時間で走り抜けることのできるラインのうえに乗せていく。

毎日のようにやっていたのであたりまえの話だが、腕前はかなり上達した。それだけではない。コースの詳細はすべて頭のなかにインプットされてしまい、コーナーごとにブレーキングポイントはどこか、適切なギアは何速かといったことも身体が覚えてしまった。まもなく私は、その店舗の最速タイムランキング最上位の常連となり、そのゲームに興じていると、周囲には学校を終えた中学生や高校生が集まってきて、ちょっとした人だかりができた。自分がステアリングを操作していると、背後で「見ろよ。この人、すげえ」と噂する彼らの声が聞こえたものだ。

あのころ、あの馬鹿げたゲームに一体どれだけの不毛な時間と小銭を費やしたであろうか。いま当時の自分に会うことができたなら、「おまえ、何馬鹿なことやってんだ」と懇々と説教したいところだ。

大げさでなく、当時の私はちょっとした依存症の状態だったと思う。たとえば、友人との飲み会に行っても、「今日中に仕上げないといけない仕事があるから」などと嘘のいいわけをして早めに席を立ち、一人ゲームセンターに向かってしまう、といったことは一度や二度ではなかった。また、仕事をしていても、そのゲームのことを思い浮かべては、就業時間が終わるのが待ち遠しく感じた。

しかし、悪いことばかりではなかった。勤務時間中、意外にもこのゲームをめぐる空想が、自分の心の平静さを保つのに役立つこともあった。たとえば、ある日、院内で患者同士のけんかが始まり、病棟から緊急の呼び出しコールを受けたとする。「ち、またトラブルか」と内心舌打ちをし、ため息をつきながら、私は廊下を小走りに進む。すると、脳裏にはラリーコースの画面が映し出され、私は空想のグラベル（非舗装路コース）を全開走行する錯覚の世界に滑り込むのだ。私は、廊下の角を曲がるたびにシフトレバーを3速から2速に叩き込み、コーナーの出口を凝視する自分を想像する。

馬鹿げた空想ではある。だが、不思議なことにそんな空想に耽っているうちに波立った心は鎮まり、病棟に着くころには冷静な自分になることができた。

そんなアディクション臨床の日々のなかで出会った、忘れられない患者がいる。

その患者は、薬物依存症の二〇代の女性だった。彼女は、束縛が強く、おまけに暴力をふるう男性と同棲し、その男性からむりやり覚せい剤を注射され、性行為を強要される生活を送っていた。しかし、あるときその男性の隙を突いて逃げ出すことに成功したのだ。彼女は、完全にクスリと縁を切り、それまでとは別の街に身を隠し、静かなひとり暮らしの生活を開始した。

しかし、ここから事態が急変するのだ。いざ安全なはずのひとり暮らしを開始してみたところ、彼女は、毎日、夜になると激しい覚せい剤渇望に襲われることとなったのだ。男性に強引に注射され、嫌でたまらなかったはずの覚せい剤なのに、なぜか欲しくてたまらず、そのことばかり考えてしまう。散々逡巡したすえについに、彼女は自分から密売人に連絡をとり、あれほど憎んでいた覚せい剤を、今度は自らの手で使用するようになってしまったのだ。

何度となくやめようと誓ったが、それでも覚せい剤を使わないではいられなかった。彼女にとって、その渇望は強烈で圧倒的なものだった。何とかして覚せい剤を使わないようにと、できるかぎりの我慢を試みた。渇望を抑えるためにリストカットしたこともある。だが、覚せい剤の渇望を我慢していると、激しい空腹感に襲われ、大量の菓子類を一度に口のなかに頬張った。だが、しばらくすると体重増加の不安に駆られて、慌てて喉の奥に指を突っ込んで嘔吐した。そんなことをくりかえしていると、それはそれで自己嫌悪感に襲われてしまい、「こんなことだったら覚せい剤を使ったほうがマシじゃないか」と自分にいいわけをし、結局また覚せい剤を使ってしまうのだった。

彼女が、私が勤務する依存症専門病院に受診したのは、まさにそうした状況のただなかにいるときだった。彼女は、この状況から抜け出すには、自らを物理的に覚せい剤にアクセスできない環境に閉じ込めるしかないと思い詰め、「入院させてほしい」と懇願してきた。もちろん、そのアイデアは私から見ても妥当だと思った。だから、私は彼女のその前向きな姿勢を支持し、その希望を受け容れて入院させることにしたのだった。

ところが、入院後まもなくしてから、ややこしい事態が生じた。最初の数日は問題なく、彼女は静かな夜を過ごしたが、入院開始から一週間を経過した夜、彼女は突然、病室に男の影が見えると叫び、パニック状態に陥ったのだ。

たまたまその夜当直をしていた私は、夜勤の看護スタッフからのコールを受けて駆けつけた。すると、彼女はガタガタと肩を震わせ、何かから逃げるようにベッドの隅に退避し、そこで身を小さく屈めていた。明らかに何かに脅えている様子だった。彼女は「人がいる……」と幻視らしき症状を訴え、「怖い」「もう死にたい……」とくりかえした。

部屋の照明を明るくすると、彼女は少しだけ落ち着いた。私は、暗い部屋のなかで意識水準が低下することで幻視が出現するのかもしれないと考えた。ただ、その部屋はいわゆる「大部屋」だったので、同室患者のことも考えれば、夜通し灯りをつけておくわけにはいかない。そこで私は、彼女を個室に移すよう看護スタッフに指示した。

うまい方策だと自分では思っていたが、結果的には見事に逆効果であった。個室に転室してもらい、部屋を明るくしたままの状態で、彼女がベッドに身を横たえたのを確認すると、扉を閉じた。するとまもなく大きな叫び声がした。慌てて駆けつけると、彼女はベッドの隅で膝を抱えた状態で震えていた。さっきと同じだ。どうやらまたしても幻視が出現し、その圧倒的な恐怖感に脅えていたのだろう。彼女は、暗い場所だけではなく、部屋に一人取り残される状況にも耐えられない状態となっていたのだ。

結局、その夜から彼女は、ナースステーションの一角にベッドを置き、煌々とした灯りのもと、夜勤の看護師がバタバタと動き回る環境のなかで夜を過ごすことになった。不思議なことに、その環境では幻視は出現せず、彼女は安眠を得ることができた。そして、その後およそ一カ月間、順調に依存症治療プログラムをこなし、最終的には、

「先生、私、頑張るから」

という言葉とともに、笑顔で退院していった。

しかし、現実はそんなに甘くはなかった。ひとり暮らしの自宅に退院したその日の夜、彼女は早く

も覚せい剤を再使用したらしいのだ。そして、おそらくはそのせいで、私に合わす顔がないと考えたのか、退院後初回の外来診察日、彼女は受診しなかった。その代わり病院に電話をかけてきて、

「先生、私、せっかく入院して頑張ったのに、退院したらすぐにシャブ（覚せい剤）やっちゃったよ。もう病院じゃダメみたい。いまから警察に自首する」

と一方的にいって、いきなり電話を切ってしまった。折り返し自宅に電話してみたが、もう話すことはないと思っているのか、それとも、すでに自宅にはいないのか、彼女が電話に出ることはなかった。

それから三日後、警察から電話があり、彼女が留置所のなかで看守の隙を突いて首を吊り、自殺したことを知った。

当時の私には、彼女がたどった経過が理解できなかった。なぜ彼女が入院一週間後の夜、突然、不穏・錯乱状態を呈したのか、そして、最終的には希望を持って笑顔で退院したのに、なぜ退院後すぐに覚せい剤に手を出し、ついには留置所内で自殺してしまったのか。退院時に彼女が見せた前向きな態度は、あくまでも表面上のもので、私はすっかり騙されていたのかとも疑った。

入院一週間後に起こった突然の幻視とパニック状態については、当初、私は覚せい剤の影響を疑った。もちろん、最初に夜間の不穏状態を呈した際、覚せい剤の最終使用からすでに一週間が経過しており、入院時に認められなかった覚せい剤による精神病症状がこのタイミングで急にぶり返すのは、

いくらなんでも奇妙だ。

そこで考えたのは、彼女が何らかの方法で病棟内に覚せい剤を持ち込み、ひそかに使用したという可能性だった。とはいえ、入院してから彼女は一度も外出しておらず、また、面会に来る者もいなかった。入院時には病棟の看護スタッフが厳密に持ち物検査をしている。持ち込みはどう考えても不可能だ。

次に考えたのは、覚せい剤使用による後遺症としてのフラッシュバックだった。薬物使用の後遺症としてのフラッシュバックとは、薬物使用がないにもかかわらず、寝不足やささいなストレスをきっかけにして、薬物使用時に出現していたのと同様の幻覚・妄想が生じる現象を指す。中学校や高校における薬物乱用防止教育では、「一度でも薬物に手を出すと、生涯にわたってフラッシュバックに苦しみます」といった具合で必ずとりあげられる話題だ。

しかし実際には、この現象は一般に思われているほど頻発するものではない。覚せい剤の後遺症が相当に深刻で、覚せい剤使用がない時期にも幻覚・妄想が慢性的に持続している人の場合ならばいざ知らず、「これまでのところ幻覚・妄想は覚せい剤使用時にしか出なかった」という人に突然生じる、というのはきわめてまれだ。もしも出現するとすれば、飲酒酩酊時か、塩酸メチルエフェドリンやカフェインなどの中枢神経興奮薬成分を含有する市販感冒薬を大量摂取した場合くらいであろう。そして、もちろん、入院中の彼女が、飲酒や市販薬乱用をした形跡はまったくない。

もっともこうした知識も、もう少し後になって、アディクション臨床の経験を積むことでわかったことだ。恥ずかしながら当時は、彼女の病態を薬物使用の後遺症としてのフラッシュバックと結論づけて、強引に自分を納得させたのだった。

その後、彼女と同様の症状を示す女性患者と何人か出会うなかで、私は当時の自分の思い込みがまちがっていたことに気づかされていった。

自分のまちがいに気づくことができたのは、私自身の診療スタイルが変化したおかげであった。彼女が自殺して以来、患者のトラウマ体験について積極的に聴くようになったのだ。それまでは、あくまでも現在生じている症状や問題を中心に情報収集をしていた。おそらくかつての私は、うかつに過去のトラウマの蓋を開くことで、かえってやっかいな事態になるのを恐れ、臆病になっていたのであろう。だが、彼女たちに一体何が起きているのかを正確に把握したいと考えるようになり、それには彼女たちの生きざま全体を知っておく必要があると考え直したのだ。

そのような新たな診療スタイルで情報収集を行っていくと、あの自殺した女性患者と同じ症状を示した患者は、いずれも悲惨な生育背景を持っていることがわかった。たとえば、父親から半殺しといってよいほどの暴力を受けたり、縊首《いしゅ》した母親が目の前でぶら下がっているのを目撃したり、親戚のおじさんからレイプされたりした経験があった。あるいは、両親の暴力とネグレクトに耐えかねて家出したところ、勝手のわからない見知らぬ土地で輪姦被害に遭遇したり、病的な嫉妬心の強い男性たちから毎日のように殴られていたり……このように文章として書き連ねるだけでも気が重くなる出来事ばかりだった。

そして、こうした出来事はすべて夜に起こっていた。だから、彼女たちにとって、夜は「魔の時間」だったのだ。ふだんこれらのトラウマ記憶は、心の別室に凍結保存されており、自身の生活史記憶から弾かれ、「なかったこと」にされている。ところが、たとえば入院などして安全な環境に身を置くと、その安堵感のせいか気が緩み、心の別室の扉が開き、記憶の解凍が始まってしまうのだ。

なかでもよく見られたのは、夜、暗く照明を落とした部屋のなかで、突如として痛みに満ちた記憶が蘇ってしまう、という現象だった。その瞬間、過去の恐怖の記憶があたかもいま現在起こっているかのように生々しく彼女たちを襲うのだ。同時に、過去の被害当時に感じた自殺念慮——いや、自身に対する殺意といったほうが正しいだろう——が、あたかもいま現在の自分の感情であるかのように体験される。それは薬物使用に関連するフラッシュバックなどではなかった。どう考えても心的外傷後ストレス障害の症状、すなわち、トラウマ記憶のフラッシュバックだった。

そのような患者と何人か遭遇するなかで、私なりに気づいたことがある。それはあの女性患者が、入院前、夜になると決まって強烈な覚せい剤渇望に襲われていたのは、トラウマ記憶のフラッシュバックが引き起こす心の痛みを紛らわせる方法が、少なくともあの時点での彼女にはそれしかなかったからではないのか、ということだ。そして、そのような仮説を踏まえて彼女とのやりとりを振り返ると、確かに思い当たる節があった。

「シャブを使うと、時間の流れが早くなるんです。だから、夜になると、シャブがほしくなる。シャブを使えば、いつの間にか窓の外が明るくなっていて、ああ、朝だ、もう大丈夫だって思って、やっと深い眠りにつけるんです」

診察室で彼女はよくそう語っていた。苦痛に満ちた時間というものは過ぎるのが遅く感じられるものだが、覚せい剤を使うと、不思議と時間の流れが速くなり、苦痛を感じないですむ。だから、彼女は夜になると強烈に覚せい剤を求めたのだ。

もちろん、彼女は、毎晩自分が経験していた苦痛が、トラウマ記憶のフラッシュバックであるとは自覚していなかった。依存症は否認の病といわれているが、実は、心的外傷後ストレス障害にもまた否認の病としての特徴がある。トラウマを抱えた患者の多くは、「悪いのは自分、だから、罰として、毎晩こんなつらい思いをしなければならないんだ」と思い込んでいて、このうえ自分が「病気」に罹患していると認めるのは、ただでさえどん底状態の自尊心をさらに傷つけることになりかねない。だから否認するのだ。

振り返れば振り返るほど、いろいろと気づくことがあった。たとえば、はじめて彼女が受診した際、生活史の聴取に非常に難渋した。子ども時代の話を質問しても、彼女は「わからない」「覚えてない」の一点張りだったのだ。いま思えば、それこそがまさにトラウマ記憶に関連する症状だったのだ。おそらく彼女の生活史記憶は、トラウマによって断片化され、あたかもピースの足りないパズルのようにところどころ「虫食い状態」となっていたのだろう。

残念ながら、当時の私は、そうした現象は彼女が治療に対して何らかの心理的抵抗感を抱いているからだと誤解していた。だが、真実はそうではなかったのだ。おそらくその部分の記憶は、「確かに自分に起こった現実の出来事」であるとして生活史記憶に組み込むと、「いますぐ死にたくなってしまう」ほどつらい記憶だったからこそ、凍結保存して心の別室に押し込んでいたのだ。だから、本当に思い出せなかったのだろう。

もちろん、凍結し損ねた記憶の残滓のようなものはあった。ただし、それは動画のような連続的な時間のなかで進行する物語としては記憶されていなかったのだろう。このこともまた、トラウマを抱えた人にしばしば見られる現象なのだ。たとえば、彼女と同じくトラウマを抱えた薬物依存症患者は、そのことを次のような見事な表現で教えてくれたことがある。

「何のコメントも説明もない不鮮明なインスタグラムの写真が、時系列とかまったく関係なしに何十枚もバラバラに散らかっていて、その写真がいつどこで撮ったものか、もはや見当もつかない——そんな感じなのです」

その意味では、入院時に出現した、あの「男の人影」という幻視は、もしかすると何らかの加害行為を働いた者に関する不鮮明な視覚情報の記憶だったのかもしれない。

そのような彼女が、薬物使用がとまらないからという理由で警察に自首したのは、あまりに早まった行動であった。孤独で暗い留置所のなかで、トラウマ記憶のフラッシュバックはかつてない強度で彼女に襲いかかったにちがいない。閉鎖された場所のなかでその圧倒的な恐怖からの逃げ場を失い、同時に、激しい自己嫌悪と自殺念慮に強く背中を押されて、彼女は自ら命を絶ったのではなかろうか。

あの女性患者の死に、私は、死角からいきなり強烈なパンチをお見舞いされたような衝撃を受けた。しかも、そのダメージは、その後、彼女と類似した病態の患者と出会い、臨床経験を積み、あの患者が体験していた痛みを理解するにつれて、じわじわと時間をかけてより大きく、より深くなっていった。

それでも、あの患者のおかげで、私はアディクションに関してこれまでとは違う二つの視点を持つことができた。一つは、トラウマ体験が引き起こす深刻な影響であった。そしてもう一つは、薬物依存症の本質は「快感」ではなく「苦痛」である、という認識だった。こういいかえてもよい。薬物依存症患者は、薬物が引き起こす、それこそめくるめく「快感」が忘れられないがゆえに薬物を手放せない（＝正の強化）のではない。その薬物が、これまでずっと自分を苛んできた「苦痛」を一時的に消してくれるがゆえ、薬物を手放せないのだ（＝負の強化）、と。

彼女と類似した病態の患者たちの場合、運よく薬物使用がとまっても、今度は、過食・嘔吐や自傷行為へと、まるで「モグラ叩き」のように嗜癖行動が変化した。それもまた彼女たちなりの苦痛への対処だった。

ある女性患者は、自身が自傷行為をする理由についてこう語った。

「心の痛みを身体の痛みに置き換えているんです。心の痛みは何かわけわかんなくて怖いんです。

でも、こうやって腕に傷をつければ、「痛いのはここなんだ」って自分に言い聞かせることができるんです。ほら、虫に刺されて痒くて痒くて、いくら掻いてもどうしようもなく痒いときに、刺された場所の皮膚をつねったりするじゃないですか。ああいう感じなんです」

おそらく自傷行為は、「痛みをもって痛みを制する」行為なのだろう。トラウマ記憶という、自分では説明もできなければコントロールもできない痛みから、ほんの一瞬でもいいから気を逸らすために、自傷行為という、自分で説明もコントロールもできる痛みを用いているのだ。少なくともそれは、一時的には自殺を回避するのには役立っている。過食・嘔吐がもたらす身体的苦痛も同様だ。だからこそ、自傷行為や過食・嘔吐には常習性、習慣性がある。それは、「苦痛の緩和」が報酬として機能するからだ。

やがて私は、薬物依存症の研究に並行して、自傷行為に関する研究にも着手することになる。この行動にこそアディクションの本質があるように感じたからだ。

ともあれ、世の中には、生きるためには不健康さや痛みを必要とする人がいる——。

アディクション臨床を通じてそのことに気づきはじめたとき、私はすでに三〇歳をすぎていた。目の前にいる患者はおよそ教科書的ではない亜型ばかりで、それまで学んできた窮屈な精神医学を容赦なく破壊した。それは不思議と痛快な体験だったが、同時に、それまで自分が大切に感じてきたものが、日に日に色褪せて感じられるようになったのも事実であった。医学生時代に中井久夫の一連の著作に触発され、東京大学出版会の『分裂病の精神病理』シリーズによって大きく膨らんだ、統合失調症の精神病理に対する関心が急速に萎え、それまでせっせと週一回通っていた慶應大学主催の「精神分析セミナー」から足が遠退いた。

私は毎日、多くの典型的ではない患者と会い、仕事が終わると繁華街の一角にあるゲームセンターに身を潜め、セガ・ラリー・チャンピオンシップに没頭した。馬鹿げた行動ではあるが、それにも私自身を助け、苦境を生きのびさせる行動として多少の意義があったと思うのだ。まるでおもちゃで一人遊びをする子どものように、半ば現実と夢の境を失って空想のなかの万能感に酔い痴れながら、私は無心になってステアリングを操作していた。思うに任せぬ現実の臨床に持ちこたえるために、私にはそのような空想的万能感が必要だったのだと思う。

生きのびるための不健康。しかし、それは何かの依存症を抱える人だけのものではないのかもしれないと思う。一見すると健康そうに日々のルーチンを生きている人たちのなかにも、ささやかな不健康や痛みでバランスをとっている人は少なくないのではなかろうか。この文章の締めくくりにそんな言葉を打ち込みながら、私はふと、ついさっきたまたま立ち寄った蕎麦屋で隣席に座った、疲弊した表情のサラリーマン風中年男性のことを思い出すのだ――正確にいえば、彼が食べていたもののことを。そう、「もはや味ではなく痛みしか感じないのではないか」と心配になるほど、蕎麦を覆い尽くすほど大量に振りかけられた唐辛子の真っ赤な色を。

神話を乗り越えて

かつて精神医学の世界には、不思議な神話がいくつもあった。井原裕が著書『激励禁忌神話の終焉』(日本評論社、二〇〇九)でとりあげた、「うつ病患者を励ましてはいけない」は、そうした神話の代表格だろう。

だが、それだけではない。試みに、ここで駆け出しのころに私が先輩医師から教わった神話をいくつか列挙してみたい。

まず、「統合失調症患者に幻聴や妄想の内容をくりかえし聴いてはいけない」という神話があった。理由は、語ることを通じて患者が自身の病的体験をますます確信し、強化してしまうから、ということだった。次に、「患者のリストカットに関心を抱いたり、主治医自ら傷の手当てをしたりしてはいけない」である。理由は、患者が主治医の関心をもっと得ようとして、そうした演技的、操作的行為をエスカレートさせてしまうからだと説明された記憶がある。そして、「悩んでいる患者に対して安易に自殺念慮について質問してはいけない」というのもあった。理由は、質問することでかえってその選択肢の存在に気づかせてしまう、つまり、崖っぷちに立っている人の背中を押す行為になるからだという。

いずれも、いま思うとかなり噴飯物の神話だ。近年における「浦河べてる」の当事者研究やオープンダイアローグの実践は、統合失調症を抱える者の一見荒唐無稽な語りのなかにこそ主観的な真実があり、それをめぐって対話することの治癒力を明らかにしている。それから、リストカットを操作的、演技的行動と捉えるのは時代錯誤的な妄言であり、現実にはその正反対、感情的苦痛に対する孤独な対処スキル、つまり、「人は裏切るがリストカットは決して裏切らない」と信じ込み、援助希求しないことを問題とする捉え方に変化している。そして、自殺念慮について質問することなしに自殺リスクの評価など不可能であり、当然ながら、自殺を回避するための治療同盟を患者と築くこともできない。

それでも、いまなお精神科医を縛りつづける神話は残っている。たとえば、「患者のトラウマ体験について質問してはいけない」というのがそうだ。駆け出しのころ、なぜ質問してはダメなのかと先輩医師に尋ねた際、教えられた理由はこうだった――「パンドラの箱を開けてしまうと、患者が混乱し、治療は収拾がつかなくなるだろ？　そもそも、その話が真実かどうかだってわかりゃしない。聞くことを通じて、逆に偽の記憶を強化してしまう可能性だってある」と。もっと驚くべき理由を聞かされたこともある。曰く、「ここは欧米じゃない。日本には性的虐待などめったに存在しないよ」と。

かくて私は、あたかも「黒ひげ危機一発ゲーム」に興じるときのようなおっかなびっくりの手つきで、患者が胸のうちに秘めた病的体験や自殺念慮、あるいはリストカットから目を背け、トラウマには極力触らずに浅い面接を心がけた――いずれも一人前の精神科医になるためだ。

これは私にかぎった話ではあるまい。当時、精神科医としての修業の大半は、「いかにして患者の話を聞くか」よりも「いかにして聞かないか」に、あるいは「いかにして短く話を切り上げるか」に費やされていた気がする。今日、精神科診療で広く見られる、あの、「夜眠れているか、飯食っているか、歯を磨いたか――また、来週」という、ドリフターズを彷彿させる瞬殺精神療法はそうした訓練の賜物だ。

とはいえ、思春期に達した子どもが、それまで無批判に尊敬してきた親や教師が不完全な存在であることに気がつくように、若い精神科医にも先輩に対して脱錯覚を起こす時期が来る。自分が教えられてきたことは間違いだったのではないか、実は、先輩たちも質問の答えを知らず、苦し紛れな回答をしたにすぎなかったではないか――そういう疑念を抱きはじめる時期である。

私の場合、そのような精神科医としての「思春期」は、修業を始めて一一年目にやってきた。きっかけは、私が少年鑑別所や少年院といった少年矯正の現場に出入りするようになったことだった。

これまでの二五年間におよぶ精神科医人生のなかで、精神科医としての転機をあげろといわれたら、私は即座に二つの出来事をあげることができる。一つは、すでにこの本でも触れた依存症専門病院への「不本意な」赴任であり、残るもう一つは、なんといっても少年矯正の世界を垣間見る体験をしたことだ。

医者になって一〇年を経過したとき、私は大学病院に勤務して四年目の春を迎えたところであった。当時私は、依存症専門病院での三年間の勤務の後、再び医局人事によって大学病院に戻され、一般精神科臨床に従事しながら後進の指導をする毎日を送っていた。日中は、夢と希望に燃えた研修医や医学生と侃々諤々の議論をしながら診療をし、夜は彼らとの飲み会をする——そうした学生時代の延長のような生活はそれなりに楽しかった。

だが臨床面でいえば、大学病院赴任当初から早くも退屈していた。大学病院に通ってくる患者の多くは、初診までの長い待機時間を乗り越えてでも、「大学病院」というブランドに固執する人たちであった。実は、このあたりに精神科という診療科の特殊性があり、高度な手術や高価な医療機器を用いた治療法があるわけではない精神科の場合、大学病院でも市中の診療所でも提供される治療の内容に本質的な違いはない。あるとすれば、せいぜい同じユニクロの服を銀座店で購入するか、それとも立川店で購入するかの違い、要するに気分の問題だ。

誤解しないでほしいのだが、私は決して大学病院の臨床がダメだといっているわけではない。赴任前に経験してきた臨床現場があまりに特殊だったことが原因なのだ。なにしろ、依存症専門病院はいつもハプニングと事件の連続であり、診療は、「右といえば左を向き、上といえば下を向く」といった、一筋縄ではいかない患者たちとの真剣勝負ばかりだった。誰かが病棟のどこかでリストカットをすれば、別の誰かは外出中に飲酒し、「虎に化けて」帰院して、大声で病院への不満を騒ぎ立てている——そんな毎日だったのだ。それに比べると、大学病院での臨床はどこか牧歌的に感じられ、私自身、患者の話を聴いていると眠気が差してしまうことを真剣に悩みもした。おそらく私は、ＣｏＣｏ壱番屋に日参する「激辛」愛好者のように、「痛みを伴わないと味がわからない」という一種の臨床的不感症に陥っていたのだろう。

共通の知人を介して少年鑑別所の医師と知遇を得たのは、まさにそんなタイミングだった。外科出身のその医師は、少年鑑別所に入所する、いわゆる不良少年たちの心の問題に頭を抱えており、精神科医のサポートを求めていた。その噂を耳にした私は、知人にむりやり頼み込んで彼と連絡を取り、さっそく週一回の研究日に嘱託医として少年鑑別所と、それから同じ県内にある少年院とで診療する契約を結んだのだった。

不良少年の診療に関心を抱いたとき、私はほとんど反射的に、二〇年前の中学時代、羽交い締めにされてパトカーに押し込まれた友人の姿を脳裏に思い浮かべた。

彼が収容された施設で、彼とよく似た子どもと会うことになるのだな……。

やはり私は心のどこかで彼の幻影を追いかけ、再会を期待していたのかもしれない。だとすれば、ある意味でその期待は裏切られなかった。少年鑑別所や少年院で出会ったのは、二〇年間というさまざまな流行の栄枯盛衰を感じさせない、昔のままの不良少年文化だったからだ。彼らの手や腕の皮膚には、しばしば恋人のイニシャルが彫り込まれていた。そして恋人が変われば、彼らはそのイニシャルを火のついた煙草を押しつけて消し、新たなイニシャルを彫り込む。前腕の皮膚は何度も上塗りを重ねた油絵のキャンバスだった。それは、束縛し合うことでしか絆を確認できない居場所のない子どもたちの証であり、漫画『ホットロード』で描かれた世界観そのものだった。

しかしそれ以上に、驚きのほうが大きかった。世の中にこんなにもたくさんの不幸があるのかと耳を疑いたくなるほど、深刻なトラウマ体験を生きのびている子どもたちばかりだったからだ。

最初の洗礼は、入所前は暴走族の総長を務めていたという、ひとりの強面の少年だった。彼は、診察室に入るなり声を潜めて、「絶対に職員にはいわないでほしいんです」と前置きをして告白を始めた。

彼は、毎晩、消灯後の暗闇のなかで両目を見開いたまま金縛りに遭っていた。幼いころ、何時間にもわたって父親から殴られ、頭髪を鷲掴みにされて何度も顔を風呂の水に浸けられたときの記憶が蘇ってくる。どういうわけか、記憶のなかでは、彼は浴槽の前にいる幼い自分の姿を鳥瞰している。あるいは、暴走仲間だった無二の親友が、自分の眼前で大型トラックのタイヤの下敷きになり、瞬く間に血まみれの肉片となっていく情景がスローモーションで流れ、と思うとフィルムが巻き戻され、またくりかえされる。暗闇のなかでこのような映像の断片と対峙しているうちに、彼は恐怖に圧倒され、いま自分が何歳なのかもわからなくなってしまうのだという。誰がどう見ても典型的な心的外傷後ストレス障害のフラッシュバックだ。

うつむいて肩を震わせ、声を詰まらせながら話す彼の姿は、とても暴走族の元総長には見えなかった。むしろ恐怖に脅えるいたいけな子どもそのものだった。

「消灯されると、恐怖でかえって目が冴えてきてしまって、身体は動かないし、声も出ないんです。この怖さを終わらせるには、とにかく落ちるように眠るしかないんですが、全然眠れません。朝になってあたりが明るくなるまで、ずっとそのままなんです」

彼は、「元総長」という理由で他の少年たちから一目置かれており、職員からも他の少年たちの模範となることを期待されていた。それだけに、こうした悩みを職員に気軽に話すことはできなかった。

「相談なんかしても絶対にろくなことにはならないです」

彼はそう力説した。

「小学校三年生のとき、前の晩、父に殴られて腫れ上がったままの顔で学校に行ったことがあります。そしたら、俺の顔を見て不審に感じた担任の先生から、「ちょっとこい」っていわれて、「絶対に内緒にするから正直にいいなさい」としつこくいわれて。正直迷ったんですが、先生を信用して、親から毎日殴られていることを話したんです」

「そしたら、先生はその日の夜に俺んちにやってきて、父に説教を始めたんです。当然、後で父からめちゃくちゃに殴られました。「余計なことを話すな」って。そのとき思ったんです。「絶対に大人に話してはいけない。話すと裏切られる。かえって悪い結果になる」って。それから、誰も信じないようにしてきたし、正直な気持ちは話さないようにしてきました。でも、中学生になって酒とクスリを覚えてからはずいぶん楽になりました。気持ちがつらくなっても、チューハイをがぶ飲みしたり、マリファナをキメれば、脳みそが麻痺して何も感じない状態になれますから」

それでも、彼は一度だけ職員に、睡眠薬を処方してもらいたいから医師の診察を受けさせてくれと懇願したことがあった。ところが職員から、「おまえはヤク中か。薬なんかに頼る弱い人間になるな!」と一蹴されてしまった。以来、彼はもう誰にも相談しないと心に決めたのだという。

少年施設には、こうしたトラウマ関連の精神医学的症状が、直接、犯罪行動に結びついていた子どもも少なくなかった。

性的加害行動で収容されていたある少年は、かつて一時保護所――彼は養育者による虐待を受けていた――で年長少年にペニスを弄られ、射精に導かれるという性被害に遭遇していた。それ以後、そのときのトラウマ記憶が自生的かつ侵入的に回想されるたびに恥辱感に圧倒され、「あれはたいしたことじゃない、よくある遊びなのだ」と自分に言い聞かせるようにして、児童養護施設の年少少年に同じ性的加害行動をくりかえしていたのだった。

また、放火によって収容されていたある少女は、「アルコールに酩酊した父親が家で暴れ、母親や自分たちを殴りつける場面」の外傷記憶が脳裏に蘇ってくるたびに、言葉では表現できない強烈な感情に圧倒されて、あたかもパソコンがシャットダウンするように意識が飛んだという。そして意識が飛んでいるあいだに、駅の公衆便所のなかでトイレットペーパーを燃やすという行動をくりかえしたのだった。

確かに性的加害行動も放火も深刻な犯罪であり、成人であればかなりの厳罰を科せられる重罪だ。だが、そうした犯罪の加害者である子どもたちの話を聴いていると、彼らこそが被害者であり、必要なのは刑罰ではなく、精神医学的・心理学的な治療なのではないかと思わざるを得なかった。

同じ文脈で、解離性同一性障害——かつての多重人格——もまた、犯罪と関係する精神障害として無視できない病態だ。

これまでの精神科医経験のなかでもっとも多くの解離性同一性障害患者と遭遇したのは、なんといっても少年矯正の現場だった。その頻度があまりにも高かったせいで、当初は、自分でも自分の診断が信じられなかった。なにしろ、通常の精神科医療現場では、解離性同一性障害の患者と出会うことはそうめったにあるものではない。それでも、その診断を疑いようのないものとして受け容れたとき、それまで身につけた自身の精神医学観が音を立てて崩壊していく感覚に襲われたのをいまでも覚えている。

ただ、残念なことに、この少年矯正の世界にいる精神科医全員が解離やトラウマに通暁しているわけではない。そのことを痛感させられる体験をしたことがある。

あるとき私は、少年鑑別所の常勤医からひとりの少年の診察を依頼されたのだ。なんでも、「居室で壁に頭をぶつけたり、拳で自分の身体を殴りつけたりしている少年がいる。本人に聴いてみると幻聴があるという。統合失調症ではないか」とのことだった。

その少年は当時一五歳で、虞犯《ぐはん》少年（今後、犯罪をおかす可能性が高い未成年者）として少年鑑別所に入所していた。彼は、他の多くの子どもと同じように、両親からの理不尽な体罰を受けながら生育し、加えて、小学校では六年間ずっといじめを受けつづけた過去があった。そして中学生になると、自分の弟に対して陰湿ないじめをするようになった。すなわち、弟の爪を剥いだり、睡眠中にたたき起こし、弟が眠りに落ちそうになるとビンタをするなどして、夜通し眠らせないという嫌がらせをくりかえすようになった。さらに、野良犬や野良猫を拾ってきては、ビルの高層階から落下させ、その遺体を放置したまま逃げる、という常軌を逸したいたずらをくりかえした。そしてある日、その現場を目撃した近隣住民によって通報され、今回の入所につながったわけだ。

年齢の割に身体の小さな少年だった。診察室で、彼にこれまでの生活の歴史について聞いていると、突然、頭を抱えて苦悶しはじめたのだ。そして彼は、顔を苦痛に歪めて獣のような叫び声を上げながら立ち上がり、自分の頭を激しく壁に打ちつけはじめた。叫び声を聞きつけた施設職員が数名診察室にやってきて、彼の身体を押さえつけた。彼はうめき声をあげながらそれに抵抗していたが、職員に固定してもらった少年の腕に私が鎮静剤を静脈注射すると、次第に動きが緩慢となり、気づくといつしか寝息を立てていた。私は職員とともに彼を抱きかかえ、診察室のベッドに移し、毛布を掛けた。

およそ三〇分後に彼は覚醒した。

「どうしてぼくはベッドで寝てるの？」

彼はきょとんとした顔で聞いてきた。先刻とはまるで別人、子どもらしいあどけなささえ感じさせる表情だった。私のほうから先ほどの状態について説明すると、

「あ、そうだ。いま思い出しました。先生と話しているうちに、もうひとりの自分が出てきそうになったんです。出たら絶対に暴れてしまう。なんとかそいつを出さないようにしなきゃって。それで、必死に壁に頭をぶつけてたら、そのうちに意識が飛んでしまって、何もわからなくなってしまって……」

その後の面接で、彼の「もうひとり」とは、これまでの親や友人からの暴力によって生じた怒りや憎しみをすべて引き受けてくれてきた交代人格であることがわかった。しかし、その人格も最近になって完全にキャパオーバーとなっていた。そのせいで、親からえこひいきされている弟や、いつもいい子ぶって過酷な状況に過剰適応している主人格に対して怒りや敵意を抱いていたのだった。「弟を殺せ」とか「おまえなんか死ね」という幻聴は、いわゆる統合失調症によるものではなく、交代人格の声であることも判明した。

私は、非行性・犯罪性の進展を防ぐには、彼が抱える解離性同一性障害に対する何らかの精神医学的介入が必要と判断し、その旨を明記した意見書を作成した。家庭裁判所は私の意見を受け容れ、審判の結果、彼の医療少年院送致が決まった。

しかし、私はその判断を後悔することとなった。一ヵ月後、私は少年鑑別所と併行して通っていた一般少年院のほうで彼と再会したからだ。医療少年院にいるはずの彼が、なぜ審判からたった一ヵ月後に少年院にいるのか、いくらなんでも早すぎると思った。

一体どういうことなの、と問いただすと、彼は表情を曇らせた。

「医療少年院の必要はないっていわれてしまったんです。それで、つい先日こちらに移されたんです」

彼の弁によれば、医療少年院では、少年の交代人格に関する訴えは、「そんな話は聞きたくない。もうその話はするな」と一蹴され、交代人格の出現を防ぐべく自傷行為におよぶたびに懲罰として保護室に収容されたのだという。そして最終的に、彼は「「もうひとり」の話は嘘でした」という告白を強要されたらしい。

まさか。信じられない気持ちで彼のカルテを調べてみると、確かに医療少年院からの紹介状には、「「もうひとり」の話は嘘と告白した」というエピソードの記述とともに、「詐病」という、病名とはいえない病名が記されてあった。後に知ったことだが、当時、医療少年院で彼を担当したベテラン精神科医は、古典的なドイツ精神病理学の信奉者であった。当然、彼の精神科診断リストは、「解離」など存在しない窮屈な神話だらけのものであり、少年の診断は単なる精神病質として片づけられ、治療対象から排除されてしまったのだろう。

この話には後日談がある。少年院出院後、彼は殺人未遂事件を起こした。これは十分に予想された事態であった。矯正施設の堅牢な管理体制は、解離性同一性障害を抱える者の暴力的人格をしばしば悪化させる。その管理的環境に適応的で従順な交代人格を作り出し、施設内では一見平穏にすごすものの、抑圧された怒りや憎悪の感情は確実に暴力的人格を肥大させてしまうからだ。そして、悲劇は決まって地域に戻ってから起こる。鎖を解き放たれた内面のモンスターは、施設内で増強された暴力性を地域に出てから爆発させるのだ。

少年鑑別所や少年院の子どもたちの多くが、自身の話をすると無視され、問答無用の暴力によって制圧され、嘘つきと疑われる経験をしていた。彼らの立場に寄り添って理解しようとすれば、そのような環境を生きのびるには、リストカットや薬物の乱用によって自身の心の痛みを麻痺させるしかなかったような気がする。しかし、そのようにして自身の心の痛みに鈍感になるなかで、いつしか他人の痛みにも鈍感となり、共感性が損なわれていってしまうようにも思われた。

それだけに、ただ「聞くこと」だけでも拒絶的な硬い態度がやわらぎ、好ましい方向に変化する子どもも少なくなかった。私自身、そうした場面には何度となく遭遇した。たとえ過酷なトラウマ体験に関する質問をした場合でさえ、子どもたちの話を信じる態度で傾聴し、「とても大変だったね」「本当によくぞ生きのびたね」「あなたは悪くない」というありきたりな言葉かけだけでも、彼らは顔を上げ、少しだけ目に光が灯るのだ。

一方で、その後に次のような言葉もよく聞かされた。

「このことを人に話したのはこれが初めてです。ずっと誰かが話を聞いてくれないか、質問してくれないかと、心のどこかでそう期待していました。でも、会う人、会う人、みんな期待外れでした。誰も質問してくれませんでした」

このころにはすでに私は、「トラウマについて質問してはならない」という神話を疑うようになっていた。それと前後して、自傷行為についてもかつて教えられた神話を脳内から消去し、自分なりの新たな考えを抱くようになった。その考えを端的に表現するとこうなる。すなわち、「リストカットする子どもが切っているのは皮膚だけではない――彼らは、皮膚とともに意識のなかでつらい出来事の記憶、つらい感情の記憶を切り離している」ということであり、それから、「見える傷（自傷行為の傷）の背後には見えない傷（心の傷）がある」ということだ。

そのことを私に思い知らせてくれた少女がいる。少年鑑別所で出会った子どもだ。彼女は、診察室で次のように語った。

「昔、年の離れた兄から、暴力で脅されてセックスを強要されていた時期がありました。両親は気づいてくれませんでした。というか、本当は見て見ぬふりだったと思います。それから、学校ではみんなにいじめられていたけど、そこでは、今度は先生が見て見ぬふりをしていました。こうした生活のなかで、私は、「自殺しないために」、小学校のときから、ずっと隠れてリストカットをしていたんです」

「でも、中学生になったときには、もう限界でした。とにかく生きているのがつらくて、それを誰かに気づいてほしいと思って、教室のみんなの前で、カッターで自分の腕を深く切ったんです。そしたら大騒ぎになって、先生たちからめちゃくちゃに怒られました。校長室にも呼び出されて、それから、親も呼び出されて、ずっと説教……。家に帰ってから、父から思いっきり殴られました。何発も。それで、そのとき私は、もう絶対に誰も信じないようにしようと誓ったのです」

大人たちに絶望してから、この少女の自傷行為はぴたりと止まったという。こういうと、「やはり大人がビシッと厳しく接してけじめをつけてあげれば、リストカットなんてなくなるんです。あれは「甘え」の表れなんですよ」などとしたり顔をする人がいるかもしれない。

しかし、それは完全な見当違いだ。たとえば、虐待被害と自傷行為は密接な関連があるが、虐待を受けている家のなかで自傷行為をくりかえす子どもはきわめてまれである。多くの被虐待児童は、児童相談所に保護されて、一時保護所や児童福祉施設に移送されてから、突然、激しく自傷行為をはじめるものだ。

これは何を意味するのか――要するに、安心できない場所では自傷行為さえできない、ということなのだ。自傷行為は、少しならば安心できる環境、多少は自分の苦痛を理解してくれる人がいるかもしれない環境で起こる現象なのである。その意味で、少女がぴたりと自傷しなくなったのは、世界が安心できない、油断も隙もない、敵意に満ちた場所になったからだろう。

その後まもなく、少女は不良少年たちと謀って援助交際を装った恐喝をくりかえすようになり、最終的に少年鑑別所に来ることになった。その手口はきわめて犯罪性の高い方法であった。彼女が街で中年男性に「おじさん、エッチしよう」と声をかけ、ホテルに誘う。そして、二人がホテルに行くと、まもなく仲間の男性数名がホテルの部屋に登場し、男性の身分証明書や運転免許証を奪い取り、「会社に連絡するぞ」「自宅に電話してもいいのか」と脅して、ありったけの金品を巻き上げる——そういう方法だった。

彼女は、凍ったような無表情のままこう語った。

「恐怖に脅えた男たちが、土下座して、涙を流しながら有り金を全部くれる姿を見るのが、すごく快感でした」

この話、あたかも大人たちが天に向かって吐いた唾が、そのまま自分に向かって落ちてきたことを意味する、辛辣な寓話のように感じられてならない。

少年矯正の世界から学んだことが二つある。一つは、「困った人は困っている人かもしれない」ということ、そしてもう一つは、「暴力は自然発生するものではなく、他者から学ぶものである」ということだ。

凶悪な少年犯罪が起こると決まって、ワイドショーのコメンテーターは、これといった根拠もなしに「規範意識のない子どもが増えている。学校でもっと道徳教育をすべきだ」などと主張する。そのたびに私は、おまえらわかってないよ、と思うのだ。なぜ一部の人はコミュニティの規範を軽視し、それを逸脱するのか。その答えはあまりにも明瞭ではないか。それは、その人がコミュニティに対する信頼感を抱けていないからなのだ。コミュニティとは、結局、それまで出会った人たちの集合体、集団である。そして、人は信頼する集団の規範、自分にとって大切な集団の規範だけを尊重し、遵守するものである。だからこそ、駆け出し時代の私もまた、一刻も早く精神科医業界になじもうとして、さまざまな神話を遵守すべく涙ぐましい努力を重ねたのではなかったか。

しかし、少年矯正での臨床経験を端緒として、私は自分が属する職能集団に失望し、先輩たちに対する脱錯覚が急速に進んだ。そしてちょうどそのころ、現在の職場に新設された司法精神医学研究部で研究者募集の公募があることを知り、私は大学病院を辞めることを考えはじめたのだった。

アルファロメオ狂騒曲

医者になってから、イタリア車ばかりを乗り継いできた。フィアット、アルファロメオ、ランチア、マセラティ……いずれも九〇年代のイタリア車ばかりだ。

決して金があったわけではない。それでも、イタリア車ばかりを乗り継いでこれたのは、いずれも中古車だったからだ。少なくとも九〇年代までのイタリア車は、いつ何が起きてもおかしくない危険な車と見なされ、売却時には、同じ欧州車であるドイツ車とは比べものにならないほど値落ちをした。このため、フェラーリやランボルギーニなどの一部の超高級車を除けば、たいていのイタリア車は、一〇年を待たずして一〇〇～二〇〇万円の価格帯で中古車市場に出回りはじめ、駆け出しの医者でも狙える価格帯となった。

もちろん、九〇年代のイタリア車である以上、それなりの覚悟は必要だった。塗装の劣化は国産車よりもはるかに早く、もともと剛性の乏しいボディはさらに緩み、走るとあちこちからさまざまな軋み音が出たものだ。ついでに、エンジンの組み方まで緩いのか、オイルの減りがやけに早かった。必然的に、週に一回は必ずオイル量を確認し、適宜、自分で注ぎ足す努力を怠らないようにしなければならなかった。

とりわけ冷却系の弱さに関しては、国産車の性能に慣れた人には理解できない水準だった。真夏の渋滞で、鳴り止まない冷却ファンの音と、一向に下がる気配のない水温にハラハラしながら、苦渋の思いでエアコンを切る、なんてことは日常茶飯事だ。最悪、炎天下でヒーターのスイッチをオンにして、エンジンルームの熱を車内に逃がす覚悟も求められる。要は、滝のような汗を流して運転するのは、イタリア車の「夏の風物詩」との心得が必要だったのだ。

このあたりに中古イタリア車オーナーの屈折した矜持があった。ドイツ車は金があれば誰でもオーナーになれるが、イタリア車はそうではない。ドイツ車ほどは金を必要としない反面、車に関する知識、メンテナンスをいとわない勤勉さ、そして、ときに理不尽と感じられるトラブルを許せる寛容さが求められたのだ。

さて、このようにして何台か乗り継いできたイタリア車のなかで、「もっとも印象深い一台をあげよ」といわれたら、私は迷うことなく、アルファロメオをあげるだろう。

いまから二〇年あまり前、私はアルファ155ツインスパークという車に乗っていた。アルファロメオには、医者になってからずっと憧れ、特別な思いを寄せていた。理由は単純だった。精神科研修医時代、自分の指導医がアルファロメオに乗っていたのである。

大学病院で一年目の研修医をしていたころの話だ。夕暮れどきの職員駐車場で、仕事を終えて帰路につこうとする指導医が車に乗り込むのを、偶然、見かけたのであった。

不思議な車だった。四角張った形をした小型セダンで、一瞬、型遅れの国産車と間違えそうな外観をしていた。なのに、どことなく「ただ者ではない」オーラが漂っていたのだ。もしかするとその原因の何割かは、フロントグリルに燦然と輝く、あのアルファロメオの派手な紋章のせいだったかもしれない。

それが、アルファロメオという車を生まれてはじめて目にする体験だった。後になって、その車の正式な名前はアルファ75ツインスパークといい、すでに生産中止となっている希少車であることを知った。私は、その車の外観になぜか心を惹かれた。妙なたとえだが、「決して万人受けするアイドル顔ではなく、どちらかというと地味な顔つきなのに、ちょっとしたしぐさの優雅さが気になって、なぜか目で追いかけてしまう女性」――そんな印象を受けたのだ。

「なるほど、これが精神科医の選択なのか！」

当時、うぶな私は妙に感激したのを覚えている。というのも、多少小金を持っている医者は、ともすればメルセデスやBMWといったドイツ車に乗りたがるが、自分の指導医はそうではなかったからだ。

一見地味に見えるが、どこか無視できない独特の存在感がある――私は、この屈折ぶりに精神科医らしさを嗅ぎとった。つまり、同じ医者でありながら同業者からはなんとなく見下されていて、自分自身でも多少それを受け入れているが、「でも、やっぱり必要だし、俺にしかできないことがある」という、精神科医ならではの屈折した自尊心である。アルファ75は、それを見事に体現した車であるように感じられたのだ。

それにしても、なぜ私はそこまで指導医をまねようとしたのか。失礼を承知でいえば、その指導医が常人離れした臨床能力や傑出した学術的業績を持っている、というわけではなかった。また、研修指導が懇切丁寧だったかといえば、それもちがう。よくいえば細かなことをいちいち口出ししない鷹揚な指導であったが、悪くいえば「放置プレイ」に近い放任主義であった。

ただ、臨床家としての粘り強さと安定感には、純粋に敬意を抱いていた。彼は、当時よく境界性パーソナリティ障害と呼ばれる患者を多数受け持っていて、そうした患者のさまざまな問題行動――リストカットや過食・嘔吐、感情の爆発、病棟スタッフへの暴言――に苦慮し、患者と病棟スタッフ双方からの不満の板挟みになることもしばしばであった。

けれども、その指導医はそうした事態に際して逆ギレして声を荒げることなどなく、「弱ったなぁ」と頭をかきながらぼやくだけで、穏やかな態度を変えなかった。患者の問題行動に翻弄され、傍目には医者の側がやり込められているように見えながら、気づくといつしか嵐は次第に収束し、患者の精神状態は安定していったのだ。

これが精神科医の戦い方なのか——駆け出しの私はそう得心したのだった。格闘技にたとえるならば、鋭いパンチで瞬殺ノックアウト勝ちをめざすのが外科医の戦い方であるとすれば、相手に打たせて疲弊を誘い、勝っているのか負けているのかわからないラウンドを延々重ねながら、最終的に判定で勝つ。それが、精神科医の戦い方なんだと感じた。

要するに、その指導医は、私にとって最初に出会った本物の精神科医だった。だから、ガチョウの子どもが、孵化して最初に出会った動くものを自分の親と信じ込んでひたすら後をついていくように、私は問答無用でその指導医をロールモデルとしたのだ。私はせっせと彼の診察に陪席し、その口癖をまね、身振りをまねた。そして、それだけでは飽き足らず、「いつかは自分もアルファロメオ！」と、車までまねることを夢見たのだった。

意外にも、夢を叶えるのにはそれほど時間はかからなかった。人生ではじめて現実のアルファロメオを見てからわずか三年後、つまり医者になって四年目、二九歳にして、私は早くもその夢を実現してしまったのだ。

それまでの私は、指導医と同じイタリア車でも、アルファロメオよりも大衆的な小型車フィアット・ウーノ——五〇万円ほどで購入した中古車だった——に乗っていた。そこには、「自分は未熟な研修医、アルファロメオはまだ早い」と、購入を自制する謙虚さがあった。

ところが、街のうらぶれた中古車店でアルファ155ツインスパークが格安価格で販売されているのを、偶然、見つけてしまったのだ。アルファ155は、アルファ75の後継として発売された前輪駆動の4ドアセダンだった。低くかまえたフロントグリルと、切れ長の目を思わせるヘッドライトのせいで、アルファ75よりも「ちょいワル」感のある顔つきをしていた。

「この機を逃してはダメだ」と、私は即座に購入を決意した。ちょうどそのころ、私自身、経済的に生活が安定する兆しが見えていたことも、この衝動的な決断を後押しした。実はこの年、私は、それまでの初期と後期をあわせて三年間の日雇い研修医生活に終止符を打ち、ようやく常勤精神科医としての職を得た最初の一年を開始したところだったのだ。

アルファ155に関していまでも本気で思っていることがある。それは、運転していてあれほど気持ちのよい車はなかったということだ。二リッター直列四気筒DOHCエンジン、パワーは一四〇馬力強と、当時の水準で考えても平凡なスペックだったが、ひとたびアクセルを踏み込むと、カタログデータには示されていない独特の官能性があることにすぐ気づいた。エンジンは軽やかに一気にレッドゾーンまで吹き上がり、四〇〇〇回転あたりを境に急激に力強いトルクが盛り上がってくる。同時に、排気音も変化して、「ファオーン」という、バイクのような甲高い音を響かせはじめるのだ。

これがなんとも心地よかった。アルファに乗るようになってから、私は運転中に音楽を聴かなくなり、音が反響しやすいトンネルでは必ず窓を開けた。アルファが奏でる音を聞いていたかったからだ。

「もう他に欲しいものはない。いつ人生が終わってもいい」

毎日、ようやくつかんだ精神科常勤医としての仕事を終えると、帰路の途中で寄り道をして、アルファで横浜横須賀道路や首都高速を飛ばしているとき、大げさでなく私はそう感じたものだった。

しかし、やはり人生はそんなに甘くはないらしい。

夢の実現を素直に喜ぶことができた期間は、それほど長くは続かなかった。というのも、ちょうどそのころから、街でアルファ155を見かける機会が急激に増えたからだ。日本に本格進出してまもないアルファロメオの正規ディーラーが、宣伝に力を入れはじめたせいだったのだろう。その結果、アルファロメオはもはやマゾヒスティックな物好きの車ではなくなり、自分でボンネットを開けてオイルチェックするなんてありえない、と思うふつうの人たちが、ドイツ車以外の選択肢として購入する外車となりつつあったのだ。

街で見かけるアルファ155は、いずれも九五年のマイナーチェンジ後の、「後期型」と呼ばれるモデルだった。九〇年代前半、世界ツーリングカー選手権で、アルファ155をベース車両としたレース車は、ライバルであるメルセデスとの激しいデッドヒートを制し、数々の勝利を挙げていた。そのアルファロメオの勇姿は、当時早くもマニアのあいだでは話題となっており、そこに商機を見いだしたアルファロメオ社は、絶妙なタイミングでマイナーチェンジを行ったのだ。その結果、誕生したのが、ブリスターフェンダーやエアロパーツを装着し、レース車両を彷彿させる後期型アルファ155「スポルティーヴァ」だった。

率直にいって後期型は格好よかった。売れるのは当然だと思った。エアロパーツはもちろんのこと、フロントグリルにも軽い変更が加えられ、全体として精悍なイメージとなっていた。私は、街でおそらくは新車で購入したと思われる、ピカピカの後期型アルファ155を見かけるたびに、嫉妬の念に歯ぎしりをし、頭をかきむしりたい衝動に駆られた。私は、もはや無邪気に愛車の運転を楽しむことができなくなってしまった。

憧れのアルファロメオを早くも手放すのか。いまや風前の灯火となってしまったアルファに対する愛情を蘇らせるために、ここは何か一つ打開策が必要だった。そして、さんざん煩悶した挙げ句の現実解が「改造」だったわけだ。そう、メーカーが出荷したままのアルファのオーナーではなく、世界に一つの特別仕様アルファのオーナーになるのである。

さっそく私は、自分の「主治医」（懇意にしている自動車整備士）に相談し、協力を要請した。そして、イタリア本国にあるアルファ用のチューニングパーツを調べてもらい、半年ほどかけて少しずつ改造を進めていった。

最初に手をつけたのは、吸排気系のチューニングだった。エアクリーナーとマフラーを競技用パーツに交換したのだ。次いで、ホイールを二段階インチアップし、扁平タイヤを履かせ、それによって増強する路面からのボディへの入力に対して、エンジンルーム、および後部トランクの左右をタワーバーという金属の棒でつなぎ、ボディ剛性を強化した。それから、フロントグリルを後期型のものに変えるという、いわば「プチ整形」のようなささやかな外観上の改造も施した。

ドライビング・ポジションも適正化した。ラテン民族は人種的に異様に腕が長いという特徴があるのか、それとも、イタリア人はふんぞり返って運転するのが好きなのかわからないが、どうもイタリア車は全般的にステアリングが遠く、私からすると運転しにくいと感じてきた。アルファも例に漏れずそうだった。脚の長さに合わせると、肘を突っ張るようにして腕を伸ばさせないと手がステアリングに届かず、ステアリングまでの距離が至適となるようにシートの位置を合わせると、今度は足もとが窮屈で、あたかも石臼を回す人のように、ガニ股に開いた脚でステアリングを抱え込むような姿勢を余儀なくされる。そこで、ステアリングを競技用のものに取り替える際に、ステアリングとステアリングラックとのあいだに、ボスという一〇センチほどの円柱パーツを挿入し、ステアリングを自分の胸もと側に引き寄せた。

一連の改造のなかで最後まで手をつけずに残していたのが、足回りだった。後回しにしたのは、私なりに悩んでいたからだった。サスペンションの交換に合わせて車高を落とすべきか否か、車高を落とすとすれば何センチか、なかなか答えが出なかった。

後期型「スポルティーヴァ」の場合、あらかじめメーカーのほうで初期型よりも一・五センチ車高を落とした状態で販売していた。自動車雑誌で調べてみると、これにさらに手を加える改造マニアは、さらに一・五センチ落とし、ノーマルからの累計で三センチほど落とすパターンが多いようであった。

せっかくやるならば、明白な「やった感」を出すべきではないか。そう考えた私は、悩んだすえに車高を四・五センチ落とすことにした。こうして私のアルファは、昭和の暴走族のような「シャコタン」となり、いささか下品なアルファロメオが完成したわけだ。

不思議なことに、この改造ラッシュの時期、同僚や友人、はては家族にいたるまで身近な人たちは、誰一人として私の車に日々刻々と加えられる変化に気がつかなかった。あまりに誰も気づいてくれないことにしびれを切らし、思いあまって自分から告白したこともある。しかし、周囲の反応は冷淡だった。

「いい年をして車の改造なんて、ヤンキーみたいだ」

あるいは、

「いまさら走り屋にでもなるの？　もしかして『湾岸ミッドナイト』のブラック・バードになりたいとか？」

そして、決まって最後はこう説教された。

「やっぱりメーカーが散々テストして調整したバランスが大事だよ。ノーマル状態、ありのままが一番だと思うよ」

もちろん、私はこうした助言を聞き入れることはなかった。

愛車の改造が一段落ついたころ、私は依存症専門病院に異動することになった。それがいかに予想しない事態であり、不本意な人事であったかについては、すでに別のところで書いた。

しかし当時、私には異動を躊躇した理由として、まだどこにも書いてはいない懸念があったのだ。

それは、依存症専門病院の駐車スペースが、明確に職員用と患者用とで分かれていない、という問題だった。私は、アルファロメオなどといっためずらしい車に乗っていると、不埒な患者が車にいたずらをするのではないかと心配していたのである。

そこには私の誤解があった。それまで私には、依存症臨床というものは、酒やクスリがやめられない患者を叱責したり、説教したりすることだという思い込みがあった。もちろん、まもなくそれは完全な誤解であったことに気づくわけだが、赴任当初は本気でそう信じていた。そのせいで、依存症を専門とする医者は患者の恨みを買って、「一生忘れねえからな」とか「夜道歩くときには気をつけろよ」といった脅迫をされるのではないか、挙げ句には、車のタイヤに釘を刺されたり、ナイフで切り裂かれたり、一〇円玉でボディに傷をつけられたりするのではないかと脅えていた。

そのような懸念から、私は、依存症専門病院への赴任当初、患者に自分の車が同定されないように、毎朝、就業開始時間の一時間半前に出勤するように心がけた。そうすれば、まだ駐車場はがら空きで、一番奥まった目立たない場所に駐車することができたからだ。おまけにその場所は、外来診療棟の目の前に位置し、外来診療しながら自分の車を監視できるというメリットもあった。

この涙ぐましい努力にもかかわらず、驚くべきことに、多くの患者は早々に、自分の担当医がどの車に乗っているのかを把握していた。考えてみれば、依存症患者ほど車好きで、車に関する知識が豊富な人たちはそういないはずなのだ。なにしろ、みなヤンチャぞろいである。それだからこそ、さすがに同じ車好きの担当医の車にいたずらをしようなどとは考えなかったのかもしれない。

むしろ患者から親切にしてもらった気もしている。たとえば、かつて自動車整備工をしていたある男性患者などは、私の愛車のエンジン音を聞いただけで、ファンベルトの緩みを指摘してくれた。後日、半信半疑で、「主治医」のもとを訪れ、ファンベルトをチェックしてもらったところ、はたしてその通りだった。

また、別の患者は、私が医者にありがちなドイツ車を選択せず、あえて危険を冒して中古のイタリア車に乗っていることに好感が持てる、といってくれた。もしかすると、故障の多く、手のかかるポンコツイタリア車をあえて選択している医者に、ある種の「面倒見のよさ」を期待したのかもしれない。

なるほど、そういうものなのか。私は意外に思うとともに、当初、「嫌がらせをされる」と、勝手に猜疑的になっていた自分を恥じた。

さらに驚いたのは、私がひそかにアルファに施した改造に気がつく患者が何人もいたことだった。

「吸排気系、ちょっといじってるでしょ」

「車高を落としてますねえ。四センチ、いや五センチくらいかな?」

暴走族上がりの薬物依存症患者は、一見しただけではわからないはずの改造を指摘した。のみならず、車の下をのぞき込んで確認したのか、交換したマフラーのサスペンションのメーカーまでいいあてた。さすが、と唸るしかなかった。

当時、不思議でならなかったのは、自分の身近な人は誰も車の改造に気がつかないというのに、なぜ依存症患者は改造に気づくのか、ということだった。私なりに考え抜いて出した答えは、「依存症患者自身が改造を好む人たちだからではないか」というものだった。つまり、ありのままの自分に満足できずに、たえず何かを付け加えようとすることが、病気の本質なのではないか、という仮説だ。

たとえば、肉体労働に従事しているある患者は、仕事前に覚せい剤を用いて自らにチューンアップを施し、有名高校に在籍する一〇代の患者は、カフェインや塩酸メチルエフェドリンといった中枢神経興奮薬成分を多く含有する市販鎮咳薬の錠剤を、あたかも「ＦＲＩＳＫ」さながらの勢いで口の中に放り込み、寝る間を惜しんで勉強していた。

もっとも、これらの改造は、車でいえばガソリン添加剤や競技用エンジンオイルの使用程度のことである。しかしその延長線上には、ピアッシングやタトゥのような身体改造があるのではないか――私はそう考えたのだ。

いま振り返ってみると、薬物依存症や自傷行為といった、これまで私が関心を持って数多く診てきた患者のなかには、自身の身体を改造する者が少なくなかったと思う。そしてその大半が、耳たぶ以外の身体部位へのピアッシングや、身体のさまざまな部位へのタトゥといったものであった。

これらの身体改造のなかには、明らかに病理性をはらんでいるものもあった。たとえば、ファッションのためではなく、リストカットと等価の、「こころの痛み」を紛らわせるための「からだの痛み」を求めて、自らピアッサーを用いて自分の手で身体のあちこちに穴を穿つ行為がそうだ。

実際、自傷行為を必死で我慢している患者が、いつのまにか耳介のピアスを増やしていたり、新たにタトゥを施されていたりすることがあった。その場合、患者にとって重要なのは、タトゥがどのような絵柄として完成したかではなく、身体を彫ることで生じる痛みのプロセスだった。実際、こうした身体改造は衛生的な配慮なしに行われる傾向があり、しばしば穴周辺の皮膚は化膿していた。つまり、その身体改造自体が「自傷」であり、さらにいえば、衛生的な配慮をしないことも含めて「自傷」だったわけだ。このような身体改造は、背景にある心理的苦痛を解決せずになすがままにさせたならば、いたずらにエスカレートしてしまう危険性がある。

その一方で、さほど深刻な病理性を感じさせない身体改造もあった。それは大雑把に二つのタイプに分類できた。

一つは、アウトローとして生きることの決意を表明し、自身の強さを誇示するための身体改造だ。鼻や眉、唇、耳介軟骨といった、見ているだけでこちらまで痛みを覚えずにはいられない部位のピアス然り、半袖シャツの袖口や広く開けたシャツの胸もとからのぞく、派手な原色の絵柄然りである。いずれも「痛みに耐えた」という事実を通じて、強さを周囲に示すわけだ。

もう一つは、さほど顕示的ではない、ささやかな身体改造だ。ふだんは衣服で隠れるような見えない部位にひそかに施されているようなもの、たとえば、一見、真面目そうな会社員の上腕に施されている小さな機械彫りのタトゥ、あるいは、清楚な若い女性の足首に彫り込まれた蝶の絵柄のタトゥなどである。

このタイプが多く見られるのは、女性薬物依存症患者だった。女性の薬物依存症患者のなかには、ひそかにタトゥやボディピアスを装着している一群がいた。たとえば、入院時のスクリーニング検査として頭部磁気共鳴画像検査を実施する際、身体内の金属や入れ墨の有無をチェックすると、そこで初めて乳首や性器のピアス、あるいは、大腿のつけ根のタトゥが判明し、急遽、検査中止となる、といった事態がちょくちょくあった。そのような患者の多くが、現在もしくは過去に性風俗産業に従事していたり、かつて性暴力被害に遭遇したりした経験を持っていた。

おそらく彼女たちは、身体という自身の境界線をたえず他者からの浸食に脅かされる体験をしてきた人たちだったのだろう。私には、そのような人にとっての身体改造には、「私の身体をいくら弄んでも、心までは支配されない。私を完全に支配できる者などいない」という、いわば身体の不可侵、所有権の主張という機能があるように思えてならないのだ。

とはいえ、臨床場面で出会ってきたこれらの身体改造と、私が自分の愛車に施した改造とのあいだには、何か共通点があるとは思えなかった。私は決して、アルファに対する所有権をより声高に主張するつもりはなかったし、周囲に対して強さを誇示するならば、最初からもっと外観に派手な改造を加えたはずだ。

ただ、はっきりしていることが一つだけあった。それは、当時の私は後期型への買い換えを一度も考えなかったということだ。いま冷静に振り返ってみると、一連の改造に費やした金額を合計すれば、どう考えても新車で後期型を購入するのに十分な額であった。もちろん、後期型に対する羨ましさや妬ましさはまちがいなくあった。しかし、私は後期型を手に入れるのではなく、あくまでも「いまの自分の車」、すなわち、初期型をなんとかしたかったのだ。

その意味では、「いまある自分（の車）」との折り合いをつける方法という点で、身体改造と車の改造は共通している気がした。いいかえれば、いまの自分は認められないが、だからといって自分を全面否定するつもりはないということだ。

ところで、一連の改造によって車の総合的なパフォーマンスが上がったのだろうか――その問いに対する答えは、残念ながら「ノー」といわざるを得ない。

まず、運転が非常にむずかしくなった。吸排気系をいじったことで高回転の吹けがよくなった一方で、低回転でのトルクが非常に細くなり、常時三〇〇〇回転くらいを維持していないと、街乗りでやけにギクシャクとした動きをするようになったし、発進時に丁寧にクラッチをつながないと、簡単にエンストを起こした。

それから、ボスをつけてステアリングを自分側に引き寄せたぶん、ウィンカーレバーがステアリングから遠くなってしまった。その結果、ステアリングに手を置きながら、指を使ってウィンカーレバーを操作することが不可能となり、ウィンカーを出す際には、ステアリングからいったん手を離し、ステアリングの向こう側のはるか奥深いところを手探りしなければならなくなった。

インチアップと扁平タイヤ、硬いサスペンションで乗り心地が極端に悪くなったうえに、ボディに入力される負荷が大きくなった。もちろん、負荷の増大を見越して、あらかじめ車体前後にタワーバーを入れ、剛性強化をはかったわけだが、そのぶん、強化されていない部分へと力が逃げ、フロントガラスに亀裂が入るという悲劇に見舞われた。また、シャコタンにしたせいでちょっとした段差でもオイルパンを打つようになってしまい、コンビニの駐車場の出入りに際してもそろりそろりと極度の徐行をしなければならなくなった。

最大の問題点は、吸排気系をいじったせいで吸排気の音が全体的に非常にうるさくなったことだ。もはや車内で会話するなどほぼ不可能だった。加えて、アイドリング状態でも、「ボッボッボッ」と唸るような通奏低音がして、深夜に帰宅する際には近隣への騒音被害が懸念された。さらに、走っているときに思い切りアクセルを踏み込むと、「バフッ」という破裂音がして、同乗者を驚かせた。つまり、改造の結果、一度同乗した者は再度同乗を希望することはなく、気づくと、助手席は荷物置き専用スペースとなってしまっていた。

なんだか美容整形手術をしすぎた人の末路のような話だ。

ちなみに、その後、この特別仕様のアルファロメオには一年半ほど乗った。しかし、依存症専門病院でアディクション臨床の面白さに触発され、自分のなかで何かが覚醒しはじめるに伴い、急速にアルファに対する思い入れが萎えるのを自覚した。いつしか私は、ただ精神科医をやっているだけでは満足できなくなり、診療を終えた後、夜遅くまで病院のカルテ庫にこもって、研究のまねごとをはじめたのだ。そして、作業を終えた深夜、ギクシャクする改造車を駆っての帰路が次第に億劫に感じられるようになってきた。

　まもなく私はアルファロメオを売却し、やはり中古で、別のイタリア車を購入した。それ以後もずっと中古のイタリア車を乗り継いでいるが、改造をしたのは、後にも先にもあのアルファロメオだけだ。おそらくそのころになってようやく私は、真に改造すべきものは車ではないことに気づきはじめたのだろう。

失われた時間を求めて

現在の研究所に赴任してからというもの、私は司法精神医学、自殺予防、そして現在の薬物依存と、研究部門を転々としてきた。こうした流転は自身の希望というよりも、人事に翻弄された面が強かったが、だからといって自分が不運だったとは思わない。流されたほうが、自分の意志による選択ではありえなかった進歩や奇跡とめぐり会うこともある。私の場合、自殺予防研究部門での仕事はまさにそのような経験であった。

自殺予防研究部門への異動はまったく想定外の出来事であった。司法精神医学研究部門の研究者として三年が過ぎたある日、私は突然所長室に呼び出され、所長から自殺予防研究への参加を打診されたのだった。最初、なぜ私に声がかかったのかはわからず、もしかすると一種の左遷なのではないかと勘ぐるほどであった。

しかし同時に、「ついにそのときが来たか」と思わず膝を打ってしまうような、うれしい打診でもあった。一応、もったいつけて正式な意向表明に一週間の猶予を請うたりしたものの、本音では、最初からこの異動要請を受け入れるつもりだった。かねてより私は、いつかは自殺と正面切って向き合いたいと考えていたからだ。

なぜ自殺と向き合いたいと考えていたのか。

精神科医であれば誰でも、心のなかに自殺した患者の墓標をいくつか抱えているはずだ。そうした墓標群はふだん不気味な静けさを漂わせているが、何かの拍子に、記憶の棺桶を隠している盛り土が風に舞い、地表に棺桶の一部が露出することがある。そのたびに心に疼きというか、痛みに近い感覚が走り抜ける。

とりわけ精神科医になって最初に経験した患者の自殺は、その後、いくらキャリアを重ねてもなかなか疼きがおさまらないものだ。少なくとも私はそうだった。だから、自殺した患者への贖罪として自殺予防に関する研究に従事することが、この疼きを抑える唯一の方法であると、そう信じ込んでいた節があった。

その患者と出会ったのは、医者になって三年目、自分が生まれ育った小田原市にある総合病院の精神科外来で、週一回の非常勤医として診療をしていたときだった。

彼は五〇代の男性で、うつ病という診断で私の外来に通院していた。かつてはそれなりに成功した中小企業経営者だったらしい。また、商売だけではなく、地域活性化のために精力的に動き回っていて、彼自身の弁によれば、地元の商工会では、若い自営業者や中小企業経営者たちのロールモデルとして尊敬を集めていたという。

ところが、バブル崩壊を機に状況が一変した。銀行の貸し渋りによって会社の資金繰りが行き詰まってしまったのだ。なんとか会社を守ろうと、サラ金やヤミ金にまで手を出したものの、もはや焼け石に水だった。最終的には会社は倒産し、そこから、ヤミ金業者からの嫌がらせが始まった。自身に対する恫喝や脅迫の電話、あるいは自宅玄関への張り紙、さらには妻のパート先に嫌がらせ電話をかけたり、下校する子どもに脅しの言葉をかけたりと、家族の安全が危ぶまれる事態にまで発展した。

彼はこれ以上家族を巻き込まないために離婚を決意し、半ば失踪同然の体で、単身、工場住み込みの労働者となった。とはいえ、それまで社長と呼ばれていた男が、ベルトコンベアの流れに追われる一労働者と成り下がったことの屈辱感は、想像するにあまりある。そして、五〇歳過ぎから経験する三交代勤務の不規則な生活は、彼のメンタルを蝕んだ。彼はうつ病を発症し、出勤困難な事態に追い詰められてしまったのだ。

休職と復職をくりかえし、最終的に仕事を失い、それと同時に住む部屋も失った。彼は工場のあった土地を離れ、昔、社長時代に社員の慰安旅行で立ち寄ったことのある小田原市に漂着し、保証人なしでも入居できる古いアパートに居をかまえた。まもなく貯金は底をつき、彼は生活保護を受給することを受け入れざるを得なくなった。

正直に告白すれば、私は彼がどうにも苦手だった。いつも不機嫌で、ちっとも改善しない自身の不眠や焦燥感、意欲減退といった症状に苛立っていたばかりか、政治家の汚職や凶悪事件、芸能人のスキャンダルなど、世の中で発生するあらゆる出来事に憤っていた。彼の話を聞いていると、私は自分が攻撃されているような感覚に襲われ、息苦しさを覚えた。

それだけではない。診察にはいつも長い時間を要したのだ。そして、延々とくりかえされる不平不満を遮って診察を切り上げようとすれば、逆ギレしてこちらに議論を挑んでくる。だから、診療日の朝、その日の予約リストに彼の名前を発見すると、それだけで重苦しい気持ちになった。

思えば、彼の不機嫌さも無理からぬことであった。当時、私はまだ二〇代だった。人生経験豊富な彼から見れば、自分がこの若造を頼らなければならないこと自体、屈辱的であったろう。それがわかっていたから、私は自分が担当医であることを申し訳なく感じ、不機嫌さに圧倒されながら腫れ物に触るようにして彼にかかわった。

そんなある日、突然、私は彼の訃報に接することとなった。彼を診察した二日後、警察からの電話でその事実を知らされた。警察官によれば、彼の所持品のなかに病院の診察券を発見したのだという。

治療開始からちょうど半年が過ぎたところであった。確かに当時、彼が置かれていた状況は困難きわまりないものではあった。事業に失敗して一家離散した末に、いまや知人の一人もいない土地に流れ着き、孤独な単身生活を送っていたのだ。死にたくなっても不思議ではない。とはいえ、診察室で発散する怒りや恨みのエネルギーからは、「俺はこのままでは終われない」という、灰に埋もれた熾《おき》火《び》のようにくすぶる復活の意欲を感じてもいた。だから、死にたいと思っても実際に死ぬことはない、少なくともいまのタイミングではないだろう、と高をくくっていた。

正直にいえば、彼の自殺が衝撃的だったのは、青天の霹靂のようなタイミングゆえではなかった。むしろその死に様ゆえであった。彼は飛び降り自殺をしたのだ――それも、よりによって小田原城の天守閣から身を投げて。

アルチュール・ランボーの詩に、「季節よ、城よ、無傷な心がどこにある?」という有名な一節がある。高校時代にその詩をはじめて読んだとき、私の脳裏に浮かび上がった「城」のイメージは、決してヨーロッパ中世風の古城などではなく、小田原城であった。

あらゆる意味で、小田原城は私の一〇代を象徴する建物なのだ。なにしろ、実家のベランダからは小田原城の天守閣が見え、したがって私は、毎日小田原城を眺めながら育ったことになる。

ただ眺めていただけではなく、小田原城は遊び場でもあった。いまでもありありと思い出せるのは、小学校五、六年のころのことだ。日曜日ともなると、私は毎週のように一人で小田原城に出かけ、日がな一日、天守閣内部で過ごしていた。天守閣の内部は、後北条氏五代当主ゆかりの甲冑や刀剣、絵巻や文書の類いを展示する博物館となっていて、歴史オタクの少年には垂涎ものの空間だった。

私はいつも時間を忘れて展示物を食い入るように眺めた。一介の素浪人から領主となった大器晩成の戦国武将北条早雲、そして早雲から引き継いで領土を拡大した二代当主氏綱、三代当主氏康、そして豊臣秀吉の小田原攻めに際して籠城した四代当主氏政、五代当主氏直……。天守閣内の薄暗い空間のなかで、私の空想は翼を得て、あたかも海上のカモメの群れのように脳内を乱れ飛んだ。

順路に沿って展示物を眺めながら天守閣を昇っていくと、最上階にたどり着く。すると、そこにはテラスがあり、小田原の街を一望できた。四、五百年前の戦国時代に浸りきった頭のままテラスに出て、小田原の街を一望すると、自分が領主になったように気宇壮大な心地がしたのを覚えている。視野の右手には相模湾が夕日を浴びて茜色に輝いていて、再び私の空想が刺激される――おびただしい数の軍船が相模湾を埋め尽くし、海から城を包囲する光景と、それを睥睨する氏政・氏直父子の悲痛な表情……。

テラスには望遠鏡が設置されていて、五〇円玉を入れると三分間だけ、小田原の街の細部を覗くことができた。望遠鏡の向こうには、いつも家族と買い物に出かけているデパートの高いビルがそびえ、その奥に自分が通っている小学校が見えた。そこから望遠鏡の角度を少しずらすと実家が映し出され、ベランダでは母親が洗濯物を取り込んでいる……。私はいつもそこで我に返り、戦国時代の空想から現実へと引き戻されるのであった。

思春期以降になるとさすがに後北条氏への関心は憑きものが落ちたように消え、歴史オタクでもなくなったが、それでも小田原城は依然として特別な場所であった。なによりもまず、私が通った県立高校からして旧小田原城址痕の小高い山の頂上に建てられていて、教室の窓からは現在の小田原城を間近に見下ろす位置にあった。だから、登校そのものが「登城」のようなものだった。

それから、小田原城の本丸城壁のすぐ外側には、高校時代、授業をサボってよく出かけた市立図書館があった。現在の感覚では信じがたいことではあるが、一九八〇年代半ば、その図書館のラウンジでは喫煙しながら、思う存分、読書を楽しむことができたのだ。ついでにいえば、たとえ私が制服のままそこで煙草をくゆらせていても、誰からも注意されなかった。

市立図書館は真の意味で私の母校だったといってよい。優等生として過ごした中学時代とは一転して、高校時代、私は学校をサボってばかりいて、進級や卒業に必要最低限の日数しか登校しなかった。自分でもうまく説明がつかないのだが、教室という場所が息苦しく感じられてならなかったのだ。

しかし、図書館ならば何時間でも過ごすことができた。私は、分野を問わずさまざまな本を手にとっては、煙草をくゆらせながら斜め読みした。特に伝記物が好きだった。世に名を残した人たちの「冴えない少年時代のエピソード」――たとえば、学校をサボってばかりいて学業不振であった――を発見すると、ひそかに心のなかで小躍りしたものだ。当時の私は、「いまがダメでも人生がずっとダメなわけではない」ということを保証してほしくて、伝記という「生き方のデータベース」を漁っていたのだろう。

ともあれ、このように思い入れのある小田原城で自分の患者が自殺したのだ。それは、私にとって心の底が抜けるような体験であった。あの患者は、私を傷つけるためにあえて小田原城を死に場所として選んだのではないか――そんな疑いの念さえわいてきた。

自殺予防研究部門には、薬物依存研究部門との併任期間も含めると合計で一〇年間在籍していた。その間、もっとも力を入れた研究は、心理学的剖検という手法を用いた自殺の実態調査であった。心理学的剖検とは、自殺既遂者の遺族を情報源として、故人の人生全体および亡くなる直前の様子について詳細な聞き取りをする調査手法である。

それは伝記作家や歴史家の仕事に似ていた。遺族から提供される故人に関する情報には、口頭での供述や遺書に加え、学校時代の通知表や作文、さらには、日記やブログ、SNSの投稿記録、自殺直前まで家族とやりとりしていたメールやLINEの記録などがあった。私は、こうした情報を踏まえて、歴史オタクだった少年時代を思い出し、もはや巻き戻しのできない過去における故人の精神状態を推測し、「その人はなぜ自殺したのか」という理由を探ろうとした。

その意味では、心理学的剖検は、司法精神医学研究部門時代に多数手がけた精神鑑定と似たところがあった。というのも、精神鑑定もまた、多数の情報をフルに活用して「犯行当時」という、再現不可能な過去における鑑定対象者の精神状態を推測する作業だからだ。しかし、決定的にちがう点もあった。それは、心理学的剖検の場合、調査対象者はすでにこの世におらず、行為の意図について本人に直接質問できない、ということだ。

それにしても、心理学的剖検は調査を受ける側、実施する側の双方にとって負担の大きな調査であった。大切な人を喪ってまだ日の浅い遺族にとっては、故人の話をすること自体、やっとかたまりかけたかさぶたを剝がれる体験だったろうし、調査をする側にとっても、そのような遺族の心情に配慮しつつ、しかし必要な情報はしっかりと聞き取らねばならないというプレッシャーは実に重かった。

一回の調査面接には平均四、五時間を要した。これだけの長時間、故人について話をする遺族は相当に疲れたであろうが、私自身の精神的消耗も尋常ではなかった。たいていの場合、私は臨床心理や社会福祉のバックグラウンドを持つ調査補助者を伴って遺族を訪問したが、それは、ひとりでは精神的に持ちこたえられなかったからだ。それでも、遺族の自宅に上がり込み、緊張したまま長い時間を過ごすのは疲れる体験だった。

遺族宅に招き入れられると、私たちは、調査を始める前にまずはお悔やみの言葉を述べ、仏壇があれば線香を上げさせてもらうようにしていた。故人が使っていた部屋を見せてもらうこともあった。机の上に置かれた本や筆記用具の位置が、あえて亡くなったときのままの状態に保たれている場合もあり、そのありさまが妙に生々しかった。その後、子ども時代から死の比較的直前まで故人の写真をまとめたアルバムをめくりながら、遺族が語る故人の話に耳を傾けていると、目の前に故人の姿が浮かび上がってくる気がしたものだ。

そのようにして想像力を働かせながら遺族の話に耳を傾けた果てに、死の直前のSNSのやりとりの記録や遺書を見せられると、どういうわけか、あたかも自身が友人の自殺の報に接したような衝撃を受けるのだ。

私自身が心理学的剖検の調査面接を手がけたのは、おそらく一〇〇例足らず、それでも調査面接に費やした時間を総計すると結構なものになるだろう。しかし、断言できることがある。それほど多くの時間を割いて自殺と向き合っても、「人はなぜ自殺するのか」という問いに対して腑に落ちるような回答を見いだせた、という実感はまるでないのだ。

なるほど、大半の事例が、自殺直前にはなんらかの精神障害の診断に該当する状態にあったことは明らかであった。だが、そのような精神障害に罹患している人の多くは自殺しないのもまた事実であり、一体、何が両者を隔てているのか、それがわからなかった。あるいは、借金や生活苦、介護疲れ、虐待やいじめの被害を抱える自殺者も少なくはなかったが、では、これらの社会的問題を抱えながらも自殺しない人とは一体何がちがうのかと問われると、答えに窮する状況は変わらないままであった。

しかし、大切な学びもあった。とりわけ次の二つのことは、自殺という現象を考えるうえで絶対に無視できない重要な学びであったと、いまでも確信している。

一つは、本人が真に強く自殺を決意したら、いかなる治療や支援にも限界がある、ということだった。たとえば、ガス自殺を試みたところを家族に発見されて一命を取り留め、うつ病という診断がなされ、しかも、自殺の危険があるとの判断から精神科病院に措置入院になった女性がいた。彼女は保護室に隔離され、抗うつ薬を中心とした薬物療法が実施された。

すると、わずか一週間も経たないうちに精神状態があっさりと改善してしまったのだ。そして、明るい笑顔で担当医に対して、「先生、もう元気になりました。いま振り返ってみると、なぜあのとき自殺しようだなんて考えたのか。やっぱり私、どうかしていたんですね」などと笑顔で語るようになった。

担当医もさすがにこの状態で強制的な入院治療を継続することはできなかった。そこで、患者に外来通院を約束させたうえで早々に退院させたが、患者は退院直後に縊首で自殺してしまった。つまり、自殺を願う者は一刻も早い死を求めて、周囲に自殺の意図を隠し、偽りの元気さを装い、演技することがあるのだ。

それからもう一つは、そうはいってても人は最後まで迷っている、ということだった。

単身生活をしていたある初老の男性は、自殺当日、午前中いっぱいを費やして遺書をしたため、それが終わると、午後、買い物をするために近所のドラッグストアに出かけた。自殺したのは夜の七時だった。遺品の財布に入っていたレシートから判明した購入した物品は、なんとボディソープとビタミン剤であった。いずれも今日死ぬと決意した人にはいらないものである。

あるいは、ある神経難病に罹患していた中年男性は自室で縊首によって自らの命を絶ったが、どうやら自殺直前まで自室のパソコンでネットサーフィンをしていたらしい。そこで彼の妻がネットの閲覧履歴を調べたところ、直前まで二つのサイトを交互に閲覧していたことが判明した。一つは、彼が罹患していた神経難病の患者会のサイトであり、そしてもう一つは、自殺の手段・方法に関する情報をまとめた、いわば「自殺系サイト」である。

この二つの事例は、私には、自殺を強く考える人も行為のギリギリまで迷っていることの証拠のように思えてならなかった。

自殺予防の仕事をしていたころ、もう一つ貴重な体験をした。ある巨大橋梁の管理会社から飛び降り自殺防止対策への協力を要請されたのだ。その橋梁は海に面して架けられており、水面からの高さはおよそ一〇〇メートル、そこから飛び降りればほぼ即死という場所である。管理会社によれば、それまでも飛び降り自殺をする者は年間一~三人程度はいたが、近年著しくその数が増え、年間二〇人を超す事態になってしまったのだという。

私は快諾した。国際的にも、サンフランシスコにあるゴールデンゲートブリッジをはじめとする巨大橋梁からの自殺は非常に大きな問題となっている。しかも、その多くは自殺頻発地帯であると同時に観光名所でもあり、対策のあり方はさまざまな議論を呼んでいる。おそらく自殺予防の仕事をする以上、避けて通れない問題であるし、自身にとってもよい勉強の機会になると考えた。

さっそく私は、海外における巨大橋梁からの自殺対策に関する文献を渉猟し、どのような対策が有効であるかを調べた。予想したとおり、もっとも有効な対策は物理的な障壁を作ることであった。それも、二メートル以上の高さの障壁がよいことがわかった。

しかし、その調査結果を管理会社に伝えても、会社側の反応は渋かった。というのも、二つの懸念があったからだ。一つは、その橋梁は観光名所でもあり、そこに高さ二メートルもの障壁——たとえば有刺鉄線——を設けるとなると、景観が深刻に損なわれる、という懸念であった。そしてもう一つは、そのような目立つ障壁を設置すれば、かえってそこで自殺が多発していることを周知することとなり、ますます「自殺の名所」化してしまうのではないか、という懸念であった。もっともな話だった。

その後、私は会社側と何度か意見交換の機会を作ったが、会社の及び腰な態度に押し返され、最終的に、欄干に高さわずか五〇センチの有刺鉄線の障壁を増設する、というささやかな対策に合意した。正直、私は「そんな低い障壁ではダメだ」と確信していたが、途中から意地をはるのをやめ、「まず一年間やってみて、五〇センチでは効果がないことを認識してもらい、そのうえで対策を見直せばよい」と思い直したのだった。

その代わり、その巨大橋梁の欄干付近に「いのちの電話」などのヘルプラインの電話番号を記した看板を設置してほしいと主張した。しかし、これも会社側から却下された。理由は、「まずは障壁の増設だけとしたい。それだけでは効果が得られなかったときの次の策としてとっておきたい」とのことであった。確かに効果検証は大切だろう。そう思い直して、手を打つことにした。

障壁増設から一年後、対策の効果を検証することとなった。すると、予想に反して、五〇センチの有刺鉄線の効果はてきめんだったのだ。対策以前は年間二〇人を超えていた橋梁からの飛び降り自殺者数が、障壁を増設した翌年はゼロになった。その後、改めて確認したところ、障壁増設以降、現在までずっと一、二人程度という、急増以前の状態を維持しているという。

「え？　たった五〇センチで……？」

ほんのささいな障壁でも自殺を考える者の行動にブレーキをかけることができるのか。マジかよ。それが私の偽らざる気持ちであった。

もちろん、「そこから飛び降りを防止しても、死にたい人は別の場所から飛び降りただけだ」と意地の悪い批判もできなくはない。しかし、それに反駁できるエビデンスも存在するのだ。たとえば、ゴールデンゲートブリッジから飛び降り自殺をしようとしているところを警察官に保護され、強制的に自宅に送り届けられた人の五〜七年後調査では、その九〇パーセントあまりが生存していたことがわかっている。

そう考えれば、あの五〇センチという高さの持つ意味はきわめて大きいといわざるを得ない。

巨大橋梁の自殺対策からも大切な学びがあった。やはり二つだ。

一つは、管理会社の一室で橋から身投げする人たちの映像――その橋には、至るところに多数のビデオカメラが設置されており、橋から飛び降りる人の一挙手一投足はすべて映像として記録されていた――を視聴している際に気がついた。

たまたまであったと思うが、私が視聴した映像の人たちはみな私と同じ中年の男性であった。いずれの男たちもスーツのジャケットを脱ぎ、ネクタイを外し、ワイシャツとスラックスだけの姿になって、実に長い時間、橋の欄干付近をうろうろと徘徊し、見るかぎりでは逡巡しているかのように見えた。そして、最終的に意を決して飛び降りるわけだが、どの男たちも飛び降りる最後の瞬間まである物を手に握りしめ、何度となく視線をそれに落としていたのだ。その物とは――携帯電話だったのである。

要するに、最後の瞬間まで彼らは人とつながるツールを意識していたのだ。もしもそこに誰かからのメールが、あるいは着信があったなら……もちろん、それはわからないが、彼らが最後まで迷っていたことは明らかだ。

それからもう一つは、巨大橋梁から飛び降り自殺をする人は、どのような時間帯に、橋梁のどの部分から飛び降りる人がもっとも多いのか、なんらかの特定の傾向はあるのかどうかを調べるなかで気がついたことだった。調べてみると、ほとんど全員が、時間帯は午後一〇時から午前三時のあいだ、場所については、橋梁の海側に面した部分ではなく、陸側に面した部分の中央付近を選択していたのだ。要するに、その橋から飛び降りる人の大半は、重油を敷き詰めたような夜の海に向かってではなく、美しい街の夜景――人間の営みの光の群れ――を眺めながら身を投げていたのである。

この事実を知ったとき、反射的に私の脳裏には、小田原城から飛び降りたあの患者のことが思い浮かんだのを覚えている。そして、彼が身を投げる直前に、天守閣最上階のテラスから一望したであろう、小田原の街並みと、夕日を反射して茜色に輝く相模湾の光景を想像し、そのときの彼の心情へと思いを馳せた。

その瞬間、彼は一体何を考えていたのだろうか。

私はいまでも最後の診察のことが忘れられない。その記憶は、二〇年あまりの時を隔てたいまでも気味が悪いほど鮮明だ。

その日、診察室での彼のたたずまいはいつもとまったく異なるものであった。その日の彼は、あの、苦虫を噛み潰したような表情をしておらず、むしろどこかすっきりした、それこそ「何かが吹っ切れた」といわんばかりのすがすがしい表情をしていた。いつもの不機嫌さは影を潜め、私の多忙さや疲労を気遣い、ねぎらう発言さえあった。

何より話す内容がまるでちがった。学生時代のことや、もう何年も会えずにいる妻子のことなど、楽しい思い出話を懐かしそうに目を細めて語っていたのだった。

「何か変だ」と思った。というのも、彼の苦境は少しも好転していなかったからだ。あいかわらず夜は眠れず、新たな仕事を探す気力も出ない。依然として、エアコンさえついていない古いアパートで生活保護を受給しながら生活していて、友だちも知り合いもいない孤独な日々を送っている。彼が呪詛する世界は何も変化していないのだ。それにもかかわらず、このすがすがしさは一体何なのだ？

そう訝しんだ。

私は戸惑ってはいたものの、まちがいなく一瞬だけ、「もしかして自殺を？」という疑問が脳裏をかすめたのだ。それは覚えている。そして、自殺の意図について質問しようかと迷ったのも覚えている。だが、私はすぐにその考えを打ち消し、質問をとりやめた。

「まさか」と思ったのだ。それに、楽しげに語る彼を遮って自殺に関する質問をするのは、いくらなんでも唐突すぎた。せっかく本人は楽しげな思い出話を語っているのに、わざわざそれを遮って、いきなり自殺に関する質問など、あまりにも無作法だ。今日はひとまず様子を見て、次回、同じような印象を受けたら、そのときこそきちんと質問しよう――そう思い直したのだ。

しかし、これは自分に都合のよい弁明にすぎない。本当のところ私は、今日くらいはあっさりと外来診療を終えたいと思ったにちがいないのだ。今回くらいは重苦しい話はなしにして、よい後味のまま診療を終えたい、いまは楽をさせてほしい……そういう気持ちだったはずなのだ。

結局その日は質問しないまま診察を終えた。次回の予約については、「このところ仕事が忙しく予定が見えないんです」という彼の意見を信じ、後日の電話連絡を待つこととなった。

もしもあの最後の診察のとき、私が唐突さを恐れずにあの患者に対して、「ちょっと気になるので聞くのですが、あなたは自殺を考えていませんか？」と質問をしたとしたら、彼はどのように反応したであろうか？

おそらくただちに「はい、考えています」とは答えずに、まずは沈黙したであろう。しかし、沈黙にもめげずに、もう一度同じ質問を試みたならば、おそらく彼は、「実は……」と重い口を開いたような気がするのだ。

もちろん、そこで自殺の計画が判明したところで、私は彼が置かれた苦境を解決することはできなかったはずである。私がいくら話に傾聴しても、ヤミ金は彼の借金を帳消しにはしてくれないだろうし、手放した会社や家族が戻ってくるわけでもない。私ができたのは、せいぜい彼の踏ん張りをねぎらい、次回の診察予約を取ることだけだったであろう。しかしそれでも、私がそうした質問をしていたならば、少なくとも次の診察日には生きていたという確信はある。

以来、私は診療の場面で自殺念慮について問うことを恐れなくなった。というよりも、問わなければ取り返しがつかない事態が起きると信じるようになった。あいかわらず、診察場面では患者の冗長な話に苛立ち、また、苦手意識を払拭できない患者も依然として存在したままではあるが、それでも、心のなかにある墓標に刻まれた言葉だけは肝に銘じている。

曰く、「次回の診察予約をとること自体に治療的な意味があり、予約の有無こそが生ける人と死せる人とを隔てるものなのだ」と。

カフェイン・カンタータ

大学生になってひとり暮らしをはじめて以来、コーヒーは私にとって生活必需品となっている。朝、マグカップ二杯分のコーヒーがなければ、仕事に出かける気持ちにはなれないし、もしもうっかり寝坊して、コーヒーを飲む暇がないまま仕事をはじめたならば、私は、その日一日、あたかもコンタクトレンズをつけ忘れた近視の人のように、白く霧がかった森を手探りで進むがごときおぼつかない気持ちで過ごさねばならない。

大学入学以前、まだ実家で暮らしていたころには、私は毎日、紅茶を飲んでいた。私の両親は二人ともコーヒーを飲む習慣がなかったからだ。それどころか、毛嫌いしていたといってもよかった。「胃に悪い」だけならまだしも、「身体が冷える」「肌が荒れる」「顔が黒くなる」などと信じ込んでいたのだ。

あくまでも推測だが、両親はどこかでコーヒー愛飲者にあるステレオタイプな思い込みを抱いていたのではなかろうか。子ども時代から私が耳にしてきた、両親の断片的な言動をつなげると、コーヒーは、煙草の煙が霧のように立ちこめる「昭和の純喫茶」で、学生紛争時代の若者たちがイキッた議論を戦わせている——そんなイメージを彷彿させる飲み物だった、という気がしてならないのだ。もちろん、確証はないが、そうとでも考えなければ説明がつかないほど、両親はコーヒーとその愛飲者を忌避していた。

その意味では、一六歳から喫煙をはじめ、高校時代も隠れて吸いつづけてきた私は、すでに完全に両親の価値観から逸脱していた。だからこそ、大学入学とともに実家を離れることを虎視眈々と計画し、遠く九州までやってきたのだった。そして、念願のひとり暮らしをはじめるにあたり、煙草解禁のついでにコーヒーも、と考えたのだ。

自分なりには当時ずいぶんとコーヒーに凝ったつもりだ。さすがに焙煎まではしなかったが、自分でコーヒーの豆を挽き、サイフォンで淹れるくらいのことはした。大学時代、一番好きなコーヒーの楽しみ方は、外が静まりかえった深夜、暗くした自室で、サイフォンを使って丁寧に淹れたコーヒーをひとりで飲む、というものだった。当時の私は、飲み会に参加するよりも部屋でひとりコーヒーを飲んでいるほうがよかった。アルコールに非常に弱く、飲んでも酔いの心地よさを感じる前に眠くなってしまったことが一番の理由だが、それだけではなかった。同級生との飲み会では、必ず講義や試験のことが話題にのぼるが、大学にほとんど出席していなかった私は、いたずらに焦りを感じ、かえって孤立感が深くなってしまうという事情もあったのだ。

いまでも覚えているのは、間接照明の暗いオレンジ色の光がサイフォンの丸いガラスを照らしだし、その内部で煮え立つコーヒーがまるで黒い触手のように踊る光景だ。そのさまを眺めていると、不思議な高揚感を覚えた。私にとってそれは神聖な時間だった。淹れたてのコーヒーを啜りながら、夜明けまで医学とは無関係な本を読む。すると、意識が集中して本の世界に没入できるのだ。アルコールが自我の輪郭をにじませて他者との距離を縮める作用があるのと反対に、カフェインには自我の輪郭をより太く明確にし、自分の内面に意識を集中させてくれる作用があるように感じた。そして、あたりが明るくなるころにベッドに潜り込む——医学部での最初の四年間、私はずっとそんな生活を送っていた。

「コーヒーは人を創造的にする。近代ヨーロッパにおける文化遺産の多くはコーヒー、より厳密にいえば、コーヒーに含有されるカフェインの恩恵に負っているのだ」。それが当時の私の信念で、請われればいくらでも理由を列挙できた。たとえば、ベートーベンは、毎日作曲に取りかかる前にきっちりコーヒー豆六〇粒分のコーヒーを飲み、バルザックは、胃けいれんに身もだえしながらも毎日五〇杯ものコーヒーをがぶ飲みしながら猛烈な勢いで小説を執筆しつづけた。それから、風刺作家ジョナサン・スウィフトは、「コーヒーは私たちを無情かつ厳粛に、そして哲学的にする」と語り、天才数学者ポール・エルデシュに至っては、「数学者とはコーヒーを定理に変える装置である」などと、いささか自虐的な迷言まで吐いている……。

もっとも、私の場合、もっぱら読書という受け身的な活動に終始し、創造性とはほど遠い毎日ではあった。まあ、それでも時間の浪費だったとは思わない。というのも、医学部で学んだことのうち、現在の仕事に役立っているのは、その四年間にカフェインの薬理作用で中枢神経系を灼熱させながら、読んだり考えたりしたことばかりだからだ。

精神科医になって五年目、依存症臨床をはじめてまだ日が浅いころのことだ。私は、ある男性の覚せい剤依存症患者からこう詰問されたことがある。

「先生、どうして覚せい剤は使っちゃダメなんでしょうかね。覚せい剤ってそんなに悪い薬物ですかね。だって、戦前の「ヒロポン」の時代には喘息やうつ病の治療に使われていた、れっきとした医薬品じゃないですか。アルコールのほうがずっとやばいですよ」

誤解を恐れずにいえば、彼は「真面目な」覚せい剤依存症患者であった。彼は、よき労働者であり、よき家庭人であった。病身の妻と三人の子どもを養うために、建設業と飲食店という二つの仕事を掛け持ち、家事のいっさいを担った。深夜二時過ぎに帰宅し、朝は午前五時前に起床して、洗濯やら弁当作りやらをこなし、家族全員分の朝食を準備して子どもたちを学校に送り出していた。その後、日中に建設現場で働き、午後六時には飲食店のカウンターに入る。覚せい剤は、その常人ではなしえないハードワークを可能ならしめるための強壮剤であって、断じて快楽と退廃のための贅沢品ではなかった。

しかし、そんな無茶な生活が長続きするはずはなかった。結局のところ、覚せい剤による意欲亢進は元気の前借りであって、薬物の薬理効果が切れた後には、強烈な眠気と虚脱状態に打ちのめされるという高利の返済が待っているのだ。それどころか、薬効に対する慣れから薬物使用量が増えるにしたがい、虚脱状態からの回復に要する時間が伸びていく。ふと気づくと、皮肉なことに、薬物の力を借りて頑張っている時間よりも、虚脱して身動きがとれない時間のほうがはるかに長くなった。その結果、遅刻や無断欠勤が増えるありさまだった。

「これではまずい。いつかはクスリをやめなければ」

そう漠然とは考えていたものの、目の前にはたくさんのすべきことがある。いまの自分にはもうしばらく覚せい剤が必要だ。結局彼は、「もう少し、あと少し」と自分に言い聞かせながら、覚せい剤を手放すのをずるずると先延ばしにしていた。

そしてある日、運命の朝を迎えることとなる。早朝、けたたましく玄関のチャイムが鳴り響き、ドアを開けると、いきなり五、六人のマトリ（麻薬取締官）が入ってきた。ガサ入れだ。マトリたちは、まだベッドのなかにいた彼を叩き起こし、濃厚な「朝採れ一番尿」を搾り取ると、その場で覚せい剤反応を確認して彼に手錠をかけた。あまりの手際よさにあっけにとられている妻子を尻目に、彼は家の目の前に駐車された黒いワンボックスカーに押し込まれ、どこかに連れ去られたのだった。

その後、彼は警察署に二カ月あまり留置され、裁判を受けた。初犯ということで執行猶予付き判決となって帰宅したが、家には妻も子どももいなかった。がらんどうになった居間のテーブルの上には、妻の分のみ押印された離婚届の書類が一枚置いてあるだけであったという。

実は、彼のようなタイプは決してめずらしいタイプではない。覚せい剤依存症患者のなかにはワーカホリックといってもよいほどの働き者が意外に多いのだ。そういった人たちは、週末の夜に「ハイになるため」に覚せい剤を使うのではなく、平日の日中に「ルーティンをこなすため」に使う。もちろん、上司や同僚は彼の覚せい剤使用など知る由もなく、ただ素直に彼の猛烈な働きぶりを評価し、覚せい剤使用を強化してしまうのだ。


私はあの患者の覚せい剤使用を肯定するつもりはないものの、同情することはたやすい。人は誰しも生産的な存在でありたいと願う動物だ。彼にとっての覚せい剤を、自分がこれからもう一仕事踏ん張らなければならない際に喉に流し込むコーヒーやエナジードリンクに置き換えてみてほしい。一体、どのくらいの人が「俺は絶対に違う」と断言できるだろうか。私には無理だ。それどころか身につまされる感じさえする。

医学部五年生となり、臨床実習がはじまってからのことだ。私のコーヒーの楽しみ方は明らかに変化してしまった。あまりにも単位の取りこぼしが多い私は、「いまから死に物狂いで単位をとって卒業するか」、さもなければ、「医者になることも諦めて学校を辞めるか」の二択を迫られていると感じていた。なるほど、留年とか卒業延期という選択肢もあったが、そこまで医者になることに執着する気持ちはなかった。なにしろ、あまりにも学校に行ってなかったせいで、わずか百人の同級生のなかにもまだ一回も話したことのない奴や、顔と名前が一致しない奴がかなりいる状況だった。このうえ留年や卒業延期でもしたら、今度は、誰ひとり知り合いのいない下の学年と一緒に実習を受けなければならない。それは絶対に嫌だと思った。想像するだけでも発狂しそうだった。

それから卒業までの二年間、私は死に物狂いだった。それまでの怠惰なダメ医学生から一変して勤勉な医学生へと生まれ変わり、臨床実習の合間を縫って、組織学や生化学といった基礎医学の単位を拾うべく下の学年に混じって再試験を受けまくった。

このころから私にとってのコーヒーは、深夜の神聖な飲み物から「覚せい剤」へと変化したのだ。外科実習でずっとオペ室で立ちっぱなしの一日を終え、くたくたになって帰宅すると、今度は再試験の勉強が待っている。そのような次の予定に移る合間には、必ず濃いコーヒーを胃袋に流し込んだ。もはや豆を挽いてサイフォンで丁寧に淹れるなどという精神的余裕はない。保温機能のついた格安コーヒーメーカーで大量にコーヒーを作り置きし、加熱しすぎて饐えた味になったコーヒーを、「薬物」として飲むのだ。

最終学年になると、これに国家試験や卒業試験、さらには卒業後に研修医をする病院の試験が加わり、一日おきになんらかの試験があるといった状態が四カ月ほどつづいた時期もあった。コーヒーの飲みすぎで慢性的に嘔気を覚えていたが、それでもなおその黒い液体を喉に流し込んだ。だが困ったことに、カフェインという薬物はすぐに耐性が生じる。毎日のべつ幕なしに飲んでいると、まったく効果が自覚できなくなってしまうのだ。あるときなどはコーヒーを飲んだ直後に寝落ちし、目が覚めると、試験開始まであと一五分……という悲劇にも遭遇した。効果を維持するにはカフェインの量を増やすしかないが、もうこれ以上はコーヒーを飲めない。どうしたらいいのか。

こうした煩悶のなかで私は新たな「ネタ」を発見した。「エスタロンモカ」というカフェインの錠剤であった。これならば、錠剤一錠でコーヒー二杯分程度のカフェインを摂取できる。私はすぐに薬局でその錠剤を入手した。最初は効果てきめんだった。勉強前に二、三錠口に放り込んだだけで、奇跡が起きた。諦めかけていたある教科の再試験にパスできたのだ。

しかし、奇跡はその一度きりであった。最初の成功体験に味をしめ、しばらく連日常用したが、コーヒー同様、すぐに耐性が生じて効果が自覚できなくなった。やむをえず服用する錠剤の量を増やした。すると、今度は嘔気と頭痛で勉強どころではなくなった。いうまでもなく、急性カフェイン中毒の状態だ。

それだけではない。嘔気をこらえて大量のカフェインを摂取すると、確かに眠気はなくなるのだが、それは単に「寝ていないだけ」「目を開いているだけ」の状態で、頭はまったくまわらず、注意散漫で凡ミスが増えてしまうのだった。

何よりも不快だったのは、カフェインの効果が切れた後の虚脱感だった。身体が鉛のように重く、虚脱感に襲われて何ごともひどく億劫に感じられ、厭世的な気分がドス黒い凝固物となって脳の奥を占拠している――そんな感覚だった。その感覚は、その錠剤を飲むたびに悪化し、虚脱状態からの回復に要する時間も次第に伸びていった。最終的には、カフェインの効果で多少とも勉強がはかどっている時間よりも、効果が切れて無気力になっている時間のほうが長くなり、どう考えても勉強の効率は低下していた。

依存症臨床の経験を積んだ後も、あの患者の言葉、「覚せい剤ってそんなに悪い薬物なのか、アルコールのほうがやばいのではないか」という発言は、ずっと私の頭を離れなかった。それどころか、日を追って大きな疑問となっていた気がする。

そしていま、四半世紀におよぶ依存症臨床の経験を経て確信しているのは、あらゆる薬物のなかでもっとも心身の健康被害が深刻なのは、まちがいなくアルコールであるということだ。実際、アルコール依存症患者の多くが、糖尿病や高血圧、高脂血症といった生活習慣病の塊であり、肝臓や膵臓、心臓の障害はもとより、多発神経炎や脳萎縮のような非可逆的障害を抱えている。それに比べると、覚せい剤依存症患者は、若々しくピンピンしている。実際、臓器障害も脳の萎縮もまったく見当たらないことが多いのだ。

こういうと、当然、反論する人もいるだろう。曰く、「覚せい剤は幻覚や妄想を引き起こし、暴力事件を起こす。だから危険なのだ」と。だが、この手の反論をする人は、薬物使用者を危険な精神病者としてゾンビやモンスターのように描く薬物乱用防止キャンペーンに、まんまと騙されている人たちだ。

なるほど、確かに覚せい剤の影響によって被害妄想や追跡妄想を呈する者もいるにはいる。しかし、多くは一過性の現象だ。他に精神疾患が合併していないかぎり、そういった症状が長く続くことはめったにない。というか、そんな症状が生じていたら、とてもじゃないが常習できっこない。

断言しておきたい。もっとも人を粗暴にする薬物はアルコールだ。さまざまな暴力犯罪、児童虐待やドメスティックバイオレンス、交通事故といった事件の多くで、その背景にアルコール酩酊の影響があり、その数は覚せい剤とは比較にならない。

世界最高峰の医学雑誌の一つ、『ランセット』誌に二〇一〇年に掲載された、英国の精神科医デビッド・ナットらの研究は、まさにそのことを裏づけるものだ。その研究では、さまざまな角度から薬物依存症の研究に携わってきた専門家を招集し、アルコールや煙草を含むすべての依存性物質に関して、多様な観点から個人の健康被害と社会への害をスコアリングしてもらい、その得点を集計した。その結果、害の総合得点がもっとも高い薬物はアルコールであり、アルコールの場合、特に社会への害が他の薬物から突出していたのだ。

アルコールに比べると、覚せい剤常用者は実に慎ましく、ひそやかだ。覚せい剤乱用者は覚せい剤の影響下で何をしているのかといえば、たいていは、密室にひきこもり、ゲームやネットサーフィンに没頭したり、あるいは自慰行為に飽くことなく耽ったりして、ひとりで何時間も過ごしていて、暴力とは無縁に過ごしている。こういいかえてもいい。アルコールが人と楽しい時間を過ごすための薬物だとすれば、覚せい剤は自分の世界にひきこもり、孤独に没頭するための薬物なのだ、と。

それなのに、なぜアルコールはよくて覚せい剤のほうがダメなのか。

当時、私はあの患者の質問に答えることができなかった。もしも医学的説明を諦めて、「とにかく違法なものはダメなんだ」と回答すれば、警察官や裁判官ならばいざ知らず、医師としては面目丸つぶれだ。そもそも、アパルトヘイトもホロコーストも、その時代、その国では「合法」であったはずだ。合法／違法は善悪の絶対的な基準ではない。

同様にして、「違法薬物の購入は反社会勢力への資金提供となってしまうから」という回答も奇妙だ。違法化するから反社会勢力が密売するのである。事実、法規制される以前、「ヒロポン」は医師の処方箋によって薬局から入手できる薬物であった。カナダ政府が大麻を解禁したのも、国が大麻の売買を管理することで密売人が未成年に大麻を売りつける事態を防ぐ、という目的からだ。

考えれば考えるほど、かえって新たな疑問が頭をもたげてくる。曰く、なぜアルコールは許容されているのか。結局のところ、かくも危険な薬物であるにもかかわらず、多くの国でアルコールが許容されているのは、おそらく二つの理由によるのだろう。一つは、その歴史の長さと社会浸透度ゆえであり、もう一つは、現状の世界では、「ワインは神聖なるキリストの血」と見なす宗教的世界観が主流だから、というものだ。

何年か前、何かの会議でマトリの人たちと一緒になり、会議終了後、惰性でそのまま懇親の酒席をともにしたことがある。

なんとも居心地の悪い酒席だった。同じ薬物問題と対峙しているのは確かだが、両者の立場はあまりにも違いすぎる。つまり、私はそれを「病気」と捉えて治療や支援の対象と考え、彼らはそれを「犯罪」と捉えて逮捕・取り締まりの対象と考える。

最初のうちは、変に本音をいって喧嘩になったりしないように、慎重に言葉を選びながら当たり障りのない話をしていたが、どうやらお互いにうっかり杯を重ねすぎてしまったようだった。途中から、マトリグループのひとりが、呂律の回らぬ口調で絡んできた。

「松本先生はわれわれのことを薬物依存症の人たちの回復を邪魔してるってお思いでしょうけど、われわれなりには必死なのです。われわれはですねえ、とにかく「薬物のない世界」を作りたいんですよぉ」

私もかなり酔っていたのだろう。つい大人げなく喧嘩腰の反論をしてしまった。

「「薬物のない世界」だって？　は？　絶対無理ですよ」

すると、マトリは食い下がってきた。

「どうしてですか⁉」

「そりゃそうでしょう。だって、人間は薬物を用いる動物ですから」

私がそういうと、マトリは声を失った。結局、その議論は尻切れトンボのまま、気まずい空気のままその酒席は終わった。

そのとき私がいった言葉は決して戯れではなかった。自身のキャリアのある時期から、私はかなり真剣に、「人間は薬物を使う動物である」と信じるようになっていたからだ。

確かに、野生の動物のなかにも、木の枝から地表に落下した果実がそこでそのまま腐り、発酵してできた天然のアルコール飲料を飲んで、ラリって楽しむものがいることは知られている。しかし、天然に自生するさまざまな植物が持つさまざまな薬効を調べ上げ、その薬草から有効成分を抽出し、精製し、あるいは、人工的に化学合成して薬物を作り、病気の治療に用いたり、仲間との絆を深めるために用いたり、日々の憂さを晴らすために一人で用いたりする動物は、人間の他に地球上に存在するだろうか。まずいないはずだ。人間はこの、薬物を用いる能力があったからこそ、さまざまな医薬品を作り出して多くの病気を克服して寿命を伸ばし、地球上にかくも繁殖してきたのではなかろうか。

考えてもみてほしい。なぜ人類は、普通に水を飲めばよいものを、わざわざアルコールや、カフェインやテオフィリンといったキサンチン誘導体——これらの物質は、人間を含む一部の霊長類以外の生き物には代謝できず、猛毒として作用する——を含有する飲み物を開発し、それを飲みつづけてきたのか。それは、たくさんの細菌を含有する不潔な真水を飲んで、やっかいな感染症で命を落とす危険を回避するためではなかったか。

薬物の歴史は人類の歴史と同じくらい古い。紀元前四千年のメソポタミア文明の遺跡からも、人類がアルコールやケシの花(あへんの原料)を用いていたことを裏づける証拠が発掘されている。また、人類の爆発的な繁殖と文明の発生は、どの古代文明を見ても穀物から保存可能な食料を作ることに起点を持つが、そうした穀物の一種である大麦についていえば、大麦から作られた保存食としてパンとビールのどちらが先に作られたのかは、いまだ議論の決着を見ていないのだ。

そのような長い薬物の歴史に比べると、薬物の法規制の歴史はあまりにも短く、たかだか百年程度しかない。そして、ある薬物が違法薬物として規制される際にもっとも参照される知見は、個人の健康被害でも社会への弊害でもなく、異民族や異文化に対する嫌悪感や排他的感情なのだ。

米国における禁酒法を思い起こしてほしい。一九二〇年から一三年間ものあいだ、米国においてアルコール飲料は違法薬物であった。なぜあのような狂信的な法案が有権者から支持され、国会で可決されえたのだろうか。確かに、それ以前から米国では、プロテスタント的な禁欲主義の延長線上で禁酒運動は存在していた。しかし、それだけでは、アルコールのように生活に密着した薬物を規制することは困難だ。

おそらく二つの要因が影響している。一つは、当時は第一次世界大戦中で、国内で生産された穀物は兵糧として戦地に送ることが優先され、アルコール飲料の製造にまわす余裕がなくなっていたことであろう。そしてもう一つは、当時のアメリカ国内の酒造メーカーの大半は、敵国であるドイツ系の企業であり、ドイツに対する敵意や嫌悪感が一種の集団ヒステリーのような世論を作り出し、法案可決に大きな後押しとなった、ということだ。

同じことは大麻に関しても当てはまる。国際的な大麻規制を先導してきたのもまた米国であった。なぜ米国がそこまで大麻規制に執着したのかといえば、メキシコ移民に対する差別感情であった。移民たちは自分たちの生まれ育った土地の風習である大麻煙草を喫煙していた。そして、国民にはびこる彼らに対する嫌悪感や差別感情を利用して、政府は大麻規制を実現し、大麻の健康被害に関して、「大麻を吸うと、羞恥心を失って有色人種と不道徳な性的交渉をしてしまう」といった虚偽のキャンペーンを展開したのだった。

ヨーロッパにおけるあへんの規制、それから、わが国における覚せい剤取締法制定も同じだ。前者では、中国人に対する差別意識が、後者では、「朝鮮人が覚せい剤を密売して儲けたお金を朝鮮半島に送っている」というデマが国会を動かしたらしい。

われわれが肝に銘じておくべきなのは、どの民族、どの文化にもそれぞれお気に入りの薬物があり、その薬物を上手に使いながらコミュニティを維持してきた、という事実だ。メキシコ人にとっての大麻、ペルー人にとってのコカの葉、アメリカ先住民にとってのペヨーテなど、数え上げればキリがない。かつて清朝時代に中国を訪れた英国人は、中国人が日常的にあへんを使用していることに驚いたが、そのとき当の中国人は、英国人がアルコール度数の高いウィスキーをうまそうに飲むのを見て腰を抜かしたという逸話が残っている。

唯一の例外的な民族はイヌイット（エスキモー）くらいだ。植物が自生しにくい極寒の地で暮らしてきたことが、彼らが薬物を発見する機会を失わせたのだった。ところが、そのイヌイットも、文明化の過程で白人文化の象徴たるアルコールの存在を知るや否や、薬物に対する免疫のない彼らはあっという間にアルコールに耽溺してしまった。今日、イヌイットにおけるアルコール依存症の罹患率の高さはよく知られている。

異文化に対する差別感情という点では、コーヒーもまた例外ではなかった。後にあれほどコーヒーを礼賛するようになる近代ヨーロッパ社会でさえ、決して最初から諸手を挙げてその飲み物を受け容れたわけではなかったのだ。

J・S・バッハの『コーヒー・カンタータ』という歌曲をご存じだろうか。一八世紀前半に作曲され、初演されたバッハの世俗カンタータだ。その作品は、語り手（テノール）、頑固者の父親（バリトン）、その娘（ソプラノ）からなる三人の歌い手が絡み合う小喜劇的な構成となっている。その内容は、父親が、コーヒーに夢中になっている娘を嘆き、娘にコーヒーをやめるよう必死に説得、懇願、さらには恫喝までするやりとりがそのまま歌詞になったものだ。

この歌曲は、当時のヨーロッパの人々のコーヒーへの態度を如実に語ってくれている。オスマン帝国からヨーロッパ社会にコーヒーが伝えられたのは一七世紀後半だが、その黒い飲み物はあっという間に人々を魅了し、社会を席巻していき、一八世紀に入るとヨーロッパ各地でカフェが続々開店していった。しかし、すべてのヨーロッパの人々が、この異教徒から伝来した飲み物をすんなりと受け容れたわけではなかった。実際、当時のローマ教皇は、「イスラム教徒は、キリスト教徒の聖なる飲み物であるワインを飲めないため、悪魔からコーヒーを与えられる罰を受けている」と述べたという し、カフェの近隣住民たちは、コーヒーの香りを「悪魔の臭い」と訴え、悪臭被害に関する陳情をくりかえしたともいう。

それだけではない。今日の感覚からすると驚くほかないのだが、当時のヨーロッパでは、コーヒーを飲むと「子どもが産めなくなる」「肌が黒くなる」、さらには、「コーヒーと牛乳を一緒に飲むとハンセン病の原因になる」といったデマがまことしやかに信じられていた。そして英国やドイツでは、コーヒーハウスは女性禁制であった。しかし、そうした規制がコーヒーを愛飲する主婦層の反発を招き、物議を醸す事態に発展したのだった。そうした当時の世相を反映した歌曲が、あの『コーヒー・カンタータ』なのだ。

ついでにいえば、こうした人々のコーヒーに対する抵抗感は、ヨーロッパにかぎった話ではなかった。

コーヒーの赤い実に覚醒作用があることが発見されたのは、九世紀ごろ、エチオピアにおいてとされているが、その真偽は定かではない。ただ、その豆を焙煎して飲料として活用するようになるのは、それよりはるか後、約五百年後の一四、一五世紀ごろのことだといわれている。当初はもっぱらイスラム密教の僧侶が夜を徹して礼拝の儀式を行う際に、文字通りの「覚せい剤」として使用されていた。

その後、コーヒーはイスラム世界の庶民に広がっていった。しかし、そのなかで、コーヒーは「焦げた炭を食べてはならない」というイスラム教義に反すると非難され、政府高官によってコーヒーの販売者が処刑される事件も起きた。しかし、それにもかかわらず、一六世紀末には、オスマン帝国の首都イスタンブールには数百ものカフェが軒を並べるほどに広がり、政府もこの飲み物を認めざるを得なくなったという。

ともあれ、地獄の二年間をこらえ通した私は、無事に医学部を卒業し、医師国家試験にも合格することができた。同時にこれは、カフェインを用いた人体実験（あるいは、自分の身体を使った臨床実習？）の終わりを意味した。

以後、私はエスタロンモカ錠を飲むのをやめ、コーヒーについても、原則として朝にマグカップ二杯、それから午後に一杯といった程度にとどめるように努めてきた。もちろん、「どうしてもカフェインの力を借りたい」というときには、その日に最大限の効果を得られるよう、数日前からコーヒーを控えて耐性をリセットし、中枢神経系の敏感さを高めるように工夫している。われながら、いやらしいほど周到な薬物乱用者だと思う。

最近、カフェインの乱用に関して恐ろしい実態を知った。埼玉医科大学の上條吉人によれば、二〇一三年以降、全国の救急医療機関に搬送されたカフェイン中毒患者が激増し、一部には救命できずに死亡してしまった者もいるというのだ。救急搬送事例の大半は、エスタロンモカ錠のようなカフェイン含有の市販薬を過量摂取した結果であった。しかし、そのような事例が二〇一三年から急増した背景には、同時期よりエナジードリンクの販路が拡大したことと無関係ではないだろう。おそらく山積する仕事を目の前にした人たちが、当初はエナジードリンクで踏ん張り、やがて耐性によってそれが効かなくなるとエスタロンモカ錠で鞭を入れるようになったのだ。

人ごとではない。私だって同じ事態に直面した可能性は十分にあったのだ。

最近つくづく思うことがある。それは、この世には「よい薬物」も「悪い薬物」もなく、あるのは薬物の「よい使い方」と「悪い使い方」だけである、ということだ。これが、「なぜアルコールはよくて、覚せい剤がダメなのか」というあの患者の問いかけに対する、私なりの答えだ。

そして、この答えには続きがある。「悪い使い方」をする人は、必ずや薬物とは別に何か困りごとや悩みごとを抱えている。それこそが、私が医師として薬物依存症患者と向き合いつづけている理由なのだ。

「ダメ。ゼッタイ。」によって失われたもの

二〇〇九年の夏、世間は一人の女優の薬物事件に騒然とした。「うさぎって寂しいと死んじゃうんだから」という名セリフで知られる清純派女優と覚せい剤という組み合わせの意外性、それから、火曜サスペンス劇場さながらのスリリングな逃避行が相まって、事件報道は異様な過熱を見せた。ワイドショーは連日その女優に関する話題で持ちきりとなり、週刊誌やスポーツ新聞も多数の憶測記事を書き立てた。

そしてこの劇場は、保釈後会見で大団円を迎えることとなる。いま振り返っても、会見での女優のふるまいは見事だった。神妙に目を伏せた顔は、それまで留置所にいた人間とは思えないほど美しく、毅然と謝罪する態度には神々しいオーラさえ漂っていた。

落涙のタイミングも絶妙だった。謝罪のために頭を下げた姿勢のときに涙滴を落下させれば、マス

カラが溶け出して「パンダ目」になることもない。まさに女優の面目躍如だ。ちなみに、芸能リポーターの故・梨元勝の観察によれば、会見中に彼女が落下させた涙は二二滴であったという。

あの会見で、女優は多くの人に「自分は依存症までにはなっていない」ことを印象づけるのに成功した。なぜなら彼女の毅然とした美しさは、人々が抱く依存症者のステレオタイプとは似ても似つかなかったからだ。

しかし、意地悪くも私は勘ぐってしまうのだ。この会見に落胆した人もいたのではなかったか、と。いわゆる「良識派」の人々がひそかに期待していたのは、美しさや神々しさではなく、減量しすぎた力石徹のようにギラついた目にこけた頰、あるいは不摂生のせいで吹き出物だらけの荒れた肌や、呂律も回らない、支離滅裂な話しぶりではなかったろうか？　そしてそのような姿を見て、自身の凡庸さや退屈な人生を肯定する機会とし、「快楽を貪った天罰、やっぱり普通が一番よ」などと得意顔で語りたかったのではなかろうか？

専門家として断言する。女優自身が実際どうかはさておき、一般論としていえば、あの姿は依存症者のものとしてなんら矛盾しない。薬物依存症者の多くは、薬物さえ使っていなければ、あるいは、目の前に薬物がなければ、普通の人なのだ。

しかし、多くの人はそのことを知らない。なぜなら私たちは、薬物に関してずっと嘘を教えられてきたからだ。

ここからはじめよう。

一九九〇年代末ごろから、国内各地の中学校や高校では薬物乱用防止教室――生徒に対して「ダメ。ゼッタイ。」と唱える、いわゆる薬害教育だ――が開催されるようになった。私は、薬物依存症業界に入ってからの四半世紀、ずっとその仕事が嫌で嫌でたまらず、講師の依頼が来るたびに暗い気持ちになった。

理由はいろいろある。

まず、会場が体育館という点が気に入らない。体育館は、夏はサウナさながらの灼熱地獄、冬は冬で冷凍倉庫へと、気象条件が極端から極端に振れる過酷な環境だ。だから、講演は往々にして汗まみれになったり、寒さに凍えたりしながらの我慢大会となる。

音響も悪く、マイクを通した自分の声の返しが弱い。だから、つい不自然に声を張り上げて話してしまい、講演終了後は、オールでカラオケしまくったと誤解されかねないガラガラ声になる。

心の古傷に障る感じがするのも嫌だ。生徒たちは不憫にも硬い体育館の床に「体育座り」をさせられ、列を正すために「小さく前にならえ！」とかやらされる。見ているだけでこちらの胸が痛くなりそうな、四〇年前と何も変わっていない学校の風景だ。

生徒のなかには友だちとのおしゃべりが止まらない者もいる。私自身、そんなの一向に気にならないのだが、どうにも許容できない人もいる。ジャージ姿の生徒指導担当教師だ。彼は、突然、「そこのおめぇーら、立て！」と、こちらの心臓が止まるかと思うほどの大怒声をあげるのだ。そして、他の生徒たちがいっせいに視線を注ぐなかで、こう叫ぶ。「そんなに話したいなら、松本先生の代わりにおまえらが講演しろ。さあ早く前に出て来い！　はい、みなさん、この二人に拍手」。なんという恥辱的な仕打ちだろう。

怒鳴るだけでは足りずに、竹刀で演壇を思い切り叩く教師もいる。なるほど、そうすれば生徒たちのざわめきは瞬時におさまる。だが、重苦しく気まずい静けさのなかで、講師である私の意欲はすっかり萎え、冷え切っている。考えてもみてほしい。あの、竹刀で叩かれた演壇に立たなければならないのだ。気分の悪いことこのうえない。

こうした場面に遭遇するたびに、私は自分の中学時代を思い出さずにはいられない。四〇年前、校内暴力の嵐が吹き荒れる前にも、この種の教師がいて、暴力による脅しと恥辱的な罰によって生徒たちを沈黙させていたのだった。

薬物乱用防止教室には苦い思い出がある。二〇年ほど昔、私はある中学校から薬物乱用防止教室の講師として依頼を受けた。当時まだ駆け出しだった私には、とてもハードルの高い仕事だった。医学生相手と同じ調子で、さまざまな薬物の効果や健康被害を羅列的に話そうものならば、生徒たちは麻酔にかかったようにあっという間に意識を失ってしまう。どうにかして生徒たちの集中力を切らさない方法を考える必要があった。

そこで、私は一計を案じた。それは、ダルク（民間の依存症リハビリ施設）の職員をやっていた、薬物依存症からの回復者に私と一緒に登壇してもらい、自身の体験談を話してもらう、というものだった。医者の冗長で単調な話なんかよりはるかにリアリティがあり、生徒たちの関心を惹きつけるはずと考えたわけだ。

ところが、私の提案は学校側からにべもなく却下されてしまった。理由は、「薬物依存症の回復者がいることを知ると、生徒たちが「薬物にハマッても回復できる」と油断して、薬物に手を出す生徒が出てくるから」というものだった。

電話での事前打ち合わせの際、校長からはこう念を押された。

「とにかく先生にお願いしたいのは、薬物の怖さを大いに盛って話していただき、生徒たちを震え上がらせてほしいのです。一回でも薬物に手を出すと、脳が快楽にハイジャックされて、人生が破滅することを知ってほしいんです」

わかってない。後に薬物依存症に罹患する人のなかでさえ、最初の一回で快楽に溺れてしまった者などめったにいないのだ。快感がないかわりに、幻覚や被害妄想といった健康上の異変も起きない。あえていえば、多くの人にとってのアルコールや煙草がそうであったように、初体験の際にはせいぜい軽い不快感を自覚する程度だろう。

つまり、薬物の初体験は「拍子抜け」で終わるのだ。若者たちはこう感じる。「学校で教わったことと全然違う。やっぱり大人は嘘つきなんだ」。その瞬間から、彼らは、薬物経験者の言葉だけを信じるようになり、親や教師、専門家の言葉は、耳には聞こえても心に届かなくなる。これが一番怖いのだ。

このエピソードには後日談がある。私は、学校から登壇を許可されなかったことの釈明と謝罪をしに、あらかじめお願いしておいたダルク職員を訪れた。

彼は、苦笑まじりにこう語った。

「そういうのはいまだにときどきありますね。それでも、最近は少しずつ講演に呼んでくれるところも出てきましたよ」

そういうと、にやっと自嘲的に笑ってこう続けた。

「ただ、変な注文をつけられますけどね。たとえば、「スーツでバシッと決めて、みたいなかっこいい服装でこないでください。できれば古いジャージとか、ヨレた感じの服装でお願いします」とか」

少なくとも二〇年前、学校が当事者を呼ぶのは、あくまでも反面教師もしくは「廃人」の見世物要員としてだったのだ。


最近一〇年ほどであろうか、わが国は薬物に手を出した人に対して異様なまでに厳しい社会となった。ターニング・ポイントとなったのは、やはりあの女優の事件だったと思う。あの事件以降、芸能人の薬物事件報道は年々過激さを増してきた。特にテレビのワイドショー番組がひどい。したり顔のコメンテーターたちに逮捕された芸能人を非難させ、ところどころで街頭インタビューで拾った一般人の、「がっかりした」「もうファンを辞めます」といった声を差し挟むなど、人々の処罰感情を煽ることに余念がない。
奇妙な慣習もはじまった。それは、保釈時には警察署の前で深々と頭を下げて謝罪し、その後は、マスコミ関係者による車やバイク、さらにはヘリコプターまで動員した追跡を甘んじて受け容れる、というものだ。誰かが公式に決定したわけではないが、いつしかそのような雰囲気が醸成されてしまった。

それだけではない。「どうやら専門病院で依存症の治療を受けるらしい」という噂が出回れば、首都圏のめぼしい専門病院に多数の報道スタッフが詰めかけ、スクープショットを狙うのだ。病院は安全とはいえない。

といって、自宅に戻れば戻ったで、マスコミは自宅に押し寄せ、本人どころかその家族にまでマイクを向けてインタビューを試みる。おそらく保釈された芸能人は、しばらくは偽名でホテルを転々とするしかなく、自宅に寄りつくこともできないだろう。

明らかに人権侵害だ。もちろん、マスコミなりの正義はあろう。実際、「これもまた社会的制裁の一部であり、こうした報道自体が乱用抑止に貢献している」と、自分たちの私刑を正当化する番組プロデューサーと会ったことがある。

だが、こうした報道が、薬物依存症からの回復を妨げていることを忘れてはならない。連日のワイドショー番組での厳しい論調を聞いているうちに、「いくら頑張って薬物をやめても、自分が戻れる場所はもうない」と絶望し、治療意欲を阻喪してしまう患者はかなり多い。そして、番組で頻繁に挿入される、覚せい剤を彷彿させる「白い粉と注射器」のイメージショットが、薬物依存症患者の薬物渇望を刺激するのだ。その結果、薬物を再使用してしまうケースも少なくない。

被害は専門家の私にも飛び火する。逮捕された芸能人が保釈されるたびに、勤務先の病院に報道陣が詰めかけ、付近の路上に中継車が何台も連なって駐車するのだ。当然、近隣住民からクレームが入り、病院の事務部門から詰問される羽目になる。

「松本先生、今日保釈予定の芸能人の○○さん、うちに受診するのですか？」

「それはないです。少なくとも私はそんな話は聞いていない」

そう私が答えると、相手は、

「もちろん、プライバシー保護が大事なので話しにくいのはわかりますが、受診するとなればこちらも対応方法や診察室までの動線を考えなければなりません。怒らないので正直に教えてください。やはり受診されるのですか？」

「怒られる筋合いはないし、嘘つく道理もないです……」

冗談のような話だが、嘘ではない。

専門家のコメントを取ろうとしてテレビ局や新聞社からの連絡も多い。その大半が、薬物問題にまったく関心がなく、私ともまったく面識のない記者が、「流行りものだから」といった理由から飛びついているだけだ。うっかりコメントしようものならば、自分の言葉をどう切り取って使われるか予想もつかない。だから、そうした取材要請にはいっさい応えないが、粘り腰の記者を諦めさせるには生半可な気力では足りない。

それでも、「これは」と思う記者からの取材はできるだけ受けてきたし、必要があればテレビにだって出演した。もちろん、「人の不幸を飯の種にしている」という後ろめたさは皆無ではないが、だからといって、啓発の機会を逃すべきではない。

とはいえ、ある媒体が信頼に値するのかを判断するのはむずかしい。私自身、これまでに何度となく読みが外れ、傷ついたり、落胆したり、憤ったりしてきた。

少しその話をしておこう。


二〇一四年、私は立て続けに二回のテレビ出演をし、苦い挫折を経験した。いずれも半国営放送局の生放送の討論番組で、それなりに高い視聴率を誇っていた。ワイドショーでえげつない薬物事件報道が続くなか、意欲的なプロデューサーが、「厳罰一辺倒のわが国の薬物政策に一石を投じたい」と私に声をかけてくれ、それを意気に感じた私はいささか前のめりになって快諾したのだった。

一回目の出演は、その年の六月、超大物ミュージシャンが覚せい剤取締法違反で逮捕されたのを機に声がかかった。そして、その番組のなかで、私は薬物依存症治療を専門とする医師の立場から次のような発言をしたのだった。

「刑罰だけでは薬物問題は解決しない。覚せい剤取締法違反者の再犯率が高いのは、彼らの多くが薬物依存症という病気に罹患しているからだ。刑務所に入ったからといってその病気が治るわけではない。刑罰ではなく治療が必要だ」

何人もの押し出しの強い論客が出演する討論番組では、タイミングよく話に割って入り、端的に自分の意見を話すのは容易ではない。しかし、幸運にもその日はうまくいった。番組終了後、私はいいたいことを話し切った達成感から、上機嫌だった。

だが、それは自己満足にすぎなかったようだ。というのも、帰宅後すぐに番組のポータルサイトを覗くと、視聴者からのクレームが多数寄せられていたからである。曰く、「覚せい剤依存症は病気ではなく犯罪。百歩譲って病気だとしても、結局は自業自得、税金使って治療なんてするな」「あの医者は犯罪者を擁護している。頭がおかしい」「もっと厳罰化すべき。死刑にすればいい」……。炎上といってよい状態だった。

厳罰化？　死刑？　正直、目の前が真っ暗になった。そのサイトに書き込まれたコメントが日本人の総意というわけではないのだろうが、少なくともそのときには、日本人がみな一様にサディスティックなネトウヨのように感じられてしまった。

怖いと感じたのは、人々が刑罰の効果を無邪気に信じていることだった。何のための刑罰なのか、自分の頭で考えて発言している感じがまったくしないのだ。

思うに、刑罰には次の三つの機能がある。第一に、「威嚇」だ。「悪いことをすると罰を与えられて嫌な思いをするぞ。だから悪いことをやっちゃダメだよ」と威嚇することで、犯罪を未然予防する機能である。第二に、「応報」。犯罪被害者が個人的に「目には目を、歯には歯を」的な復讐をするのではなく、国が責任を持って刑罰を下し、被害者の応報感情に応える機能である。そして最後に、「再犯防止」。これは、犯罪をおかした人に矯正教育を施し、市民社会で再チャレンジする機会を与える機能である。

この三つの機能を「違法薬物の自己使用」という犯罪に当てはめて考えてみよう。

まず、「威嚇」。これには一定の効果があるだろう。「薬物を使うと、罰を受けて嫌な思いをするぞ」という威嚇は、確実に人々を最初の薬物使用を躊躇させる要因となっているはずだ。それは認める。

次に「応報」。違法薬物の自己使用の被害者は誰なのだろうか？「そのまま覚せい剤を使っていると、精神病状態を呈して深刻な暴力事件を起こすおそれがある」という懸念を主張する人がいる。しかし、実は薬物使用と暴力とのあいだには明確な蓋然性があるわけではない。たとえあったとしても、「おそれ」の段階では刑罰を与えられない。

「反社会勢力の資金源になり、間接的に市民生活が脅かされる」という意見もあるが、それも変だ。違法化するから、反社会勢力にアンダーグラウンドなビジネスの機会を与えてしまう。禁酒法時代の米国において、アル・カポネが密造酒で巨利を得たことを思い起こしてほしい。

では、この二つを除外して、薬物使用による第一義的な被害者は誰なのか？薬物犯罪はよく「被害者なき犯罪」といわれるが、あえて被害者を捜し出すとすれば、それは、自らの健康を害した使用者本人であろう。

それでは最後、三つ目の機能、「再犯防止」についてはどうだろうか？法務省のデータを用いた、千葉大学の羽間ら、および国立精神・神経医療研究センターの嶋根らによる二つの研究は、薬物使用者は刑務所により長く、より頻回に入れば入るほど、再犯リスクが高まること、そして、刑務所服役のたびに依存症の重症度が進行することを明らかにしている。これらの知見は、薬物自己使用者の再犯防止には、刑罰が有効ではないどころか、かえって妨げになっている可能性を示唆している。

こういいかえてもよい。違法薬物の自己使用に対しては、刑罰は本来期待されている三つの機能のうちの一つしか効果を発揮していないのだ、と。それにもかかわらずさらなる厳罰化を望むのは、科学（サイエンス）よりも迷信（イデオロギー）を重視する態度を表明することに他ならない。あるいは、「殴ってもわからない奴はもっと強く殴るべきだ。たとえ効果がなくてもかまわない。周囲への見せしめになれば十分だ」という、竹刀片手に怒声をあげるジャージ教師さながらの恐怖政治を肯定することだ。

一ヵ月後、私は懲りもせずに再び同じ番組に出演した。視聴者からのクレームを恐れる放送局としては、私を起用したくないのが本音だったろう。だが、すでに出演契約を締結した以上、いまさら反故にもできない。おそらく忸怩たる思いで、生放送当日、私をスタジオに迎え入れたにちがいない。

その日のテーマは、脱法ハーブなどの危険ドラッグだった。論者のなかには、元・麻薬取締官も参加しており、制作側の関心が、「法規制の網の目をかいくぐる脱法的な薬物をいかにして規制すべきか」にあることは明白だった。

もちろん、私にはそれとは別の考えがあった。日頃の臨床から実感していたのは、規制を強化すればするほど、薬物による健康被害は重篤化し、交通事故や暴力事件など、社会的な弊害も深刻化している、ということだった。これは、禁酒法時代の米国でメチルアルコール入りの酒が出回り、多くの健康被害を引き起こしたのと同じ現象だ。

だからその日、私はこう主張するつもりだった。曰く、「むやみな規制強化はかえって使用者本人の健康と社会に対する弊害を深刻化させる。むしろ薬物を欲しがる人を減らす対策、すなわち、依存症の治療が重要だ」と。

ところが、いざ生放送の本番がはじまってまもなく、私のなかで疑念が芽生えた。司会者は意図的に私に話を振らないようにしていないか？　私は、あたかも座敷わらしのごとく、そこにいないかのように扱われていないか？

それでも当初のうちは、勘違いもしくは被害妄想だろうと思い直し、発言の機会をうかがっていた。しかし、とうとう疑念が確信に変わる瞬間がやってきた。他の論者が、「お医者さんの立場からはどうお考えですか？」と、私に向けてまっすぐなパスを出したときのことだ。司会者はすかさずあいだに割って入ってインターセプトすると、なんと私を飛ばして、「お医者さん」ではない別の論者へとパスを回したのだ。

なかなか屈辱的な体験であった。私が唯一できた抵抗は、番組終了前の一五秒間、司会者が議論をまとめる時間帯をジャックし、自分の主張を一方的に早口でまくし立てることだけだった。結局、司会者は口を挟めないまま、私が話している途中で時間切れとなり、番組はそのまま唐突に終了した。「ざまあみろ」と、私は心のなかで毒ついたのを覚えている。

それから三年の月日が経ち、あの屈辱的なテレビ出演の記憶が薄れたころ、私は、近畿地方のダルクが主催する市民公開フォーラムに講師として招かれた。音響のよい会場だったから、がなり声を出すこともなく、小一時間の講演を気分よく終えた。

フォーラム終了後、私は、ダルク職員の厚意に甘えて、最寄り駅まで車で送り届けてもらうことにした。その道すがら、ダルクが運営する施設の前を通過したとき目にした異様な光景を、私は生涯忘れないだろう。

施設が建っている通り沿いの家という家のすべてに、「薬物依存症リハビリ施設（ダルク）断乎反対」という貼り紙がされていたのだった。なかには、呪いの護符のように壁一面に何枚も貼り紙をしている家もあった。そのありさまは瀟洒な京町家の景観を深刻に損ない、家々を妖気漂う幽霊屋敷のように見せ、そして、あたり一帯の街並みを不気味な魔界都市のたたずまいに変えていた。

私は言葉を失った。と同時に、この街並みを通り抜けて、自らの回復プログラムのためにダルクにせっせと日参する薬物依存症者の心情を想像し、胸がひどく痛んだ。もしも自分の身内や友人に薬物依存症者がいて、その苦悩をリアルに知っている人ならば、こんなことは到底できまい。「ああ、この街の人々にとって薬物問題は他人事、別世界のことなのだ」と直感した。

こういった住民反対運動は、何もあの近畿地方の街に限った話ではない。同様のトラブルは、新たにダルクの施設ができるたびに各地でくりかえし起こってきたことなのだ。

「ダルクの活動は評価している。しかし、私たちの街には、薬物依存症のリハビリ施設を必要とする人など一人もいない。むしろそんな施設があると、よそから危険な人たちが集まってきて、生活の安全を脅かされる。だから、やめてくれ」

それが反対派のいつもの主張だ。なるほど、日本人の多くにとって薬物問題は縁遠く、他人事なのかもしれない。たとえば米国民のおよそ半分に、生涯のうちに少なくとも一回の違法薬物使用経験があるが、日本の場合には全国民のわずか二・三パーセントだ。

このデータは、しばしばわが国の乱用防止策が一定の効果を上げていることの根拠として引用されてきた。確かに、わが国の捜査機関の薬物犯罪の捜査・取り締まり能力は世界的に見てもトップクラスであり、欧米諸国と比べても薬物にクリーンな国ではある。

しかし皮肉なことに、そのような状況こそが薬物依存症に対する偏見や誤解を生み出す土壌となっているのだ。違法薬物使用経験者が少なければ、当然、「依存症」に該当する人はさらに少なくなる。それゆえ、おそらく平均的な日本人の大半は、リアルな薬物依存症者と直接意思疎通する機会を持たないまま、生涯を終えているはずだ。結局、あらぬ噂や流言飛語は修正される機会を得ないまま、心に棲みついてしまう。

では、こうした、「生」の薬物依存症者を知らない日本人の多くは、一体どこでかくも敵意に満ちた薬物依存症者のイメージを持つに至ったのか？　ワイドショー番組は確実にその一端を担っているだろうが、年配者にとっては、約三〇年前、日本民間放送連盟が行った啓発キャンペーン、「覚せい剤やめますか、それとも人間やめますか」というコピーの影響のほうが大きいかもしれない。薬物依存症者＝「人間をやめた人たち」という刷り込みがなされていれば、ダルクに反対するのはある意味で当然だからだ。

しかし、もっと広範かつ組織的に薬物依存症者に対する印象操作を行っている場所がある。そう、中学校・高校で行われている薬物乱用防止教室だ。

最近、私は、文部科学省から依頼され、全国高校生薬物乱用防止ポスターコンクールの審査員を引き受けた。私は絵心などまったくないが、薬物依存症の専門家ということで審査員就任を要請されたのだ。

要は、文部科学大臣賞に値するポスターを選考するわけだが、これがまた退屈な仕事だった。どのポスターもあまりに画一的かつ没個性的、どれもこれもがコピペしたように似ているのだ。本当にこの作品が地方予選を勝ち抜き、各都道府県で知事賞に輝いた作品なのかと訝しく思った。というのも、ポスターに描かれてあったのは、そろいもそろって、目が落ちくぼみ、頬がこけた、ゾンビのような姿の薬物乱用者だったからだ。そして、いずれの乱用者も両手に注射器を握りしめ、口角から血の色のよだれを垂らしながら、いままさに背後から子どもたちに襲いかかろうとしていた。

まるで戦時下の風刺画だった。つまり、敵国の人物を意図的に醜悪な「悪人」風に描くことで、人々の無意識に嫌悪感を刷り込むやり方だ。学校の薬物乱用防止教室で一体何を教えているのかが、ありありと想像できた。

やはり専門家としてくりかえしておかねばならない。ゾンビのような薬物乱用者など存在しない。少なくとも子どもたちに薬物を勧めるくらい元気のある乱用者は、たいてい、かっこよく、健康的に見え、「自分もあんなふうになりたい」と憧れの対象であることが多い。外見は、ゾンビよりもEXILE TRIBEのメンバーに近いだろう。

だから子どもたちは油断してしまうのだ。しかも、彼らは、これまで出会ったどんな人よりもやさしくて、真摯に自分の話に耳を傾け、はじめて自分の存在価値を認めてくれた人、自分にとって一番大切な人だ。そんな人が、手を差し伸べてこういうのである。

「友だちになろうよ」

薬物を勧められた際に「ノー」といわないのは、当然ではなかろうか？

子どもたちを守れないだけではない。そうした予防教育が、薬物依存症を抱える人たちに対する偏見や差別意識、あるいは優生思想的な考えを醸成する下地を作っていないだろうか？ そしてその結果、薬物依存症者の回復が妨げられ、障害を抱えた人との共生社会の実現を阻まれてきた、という可能性はないだろうか？

単に効果がないだけならばまだいいが、それではすまされない可能性もある。私は、かつて少年院で出会った一人の少年の言葉がいまでも忘れられない。

「中学時代、薬物乱用防止教室で警察の人が講師で来て、「覚せい剤やめますか、人間やめますか」とくりかえしていた。つらかった。当時、父親は覚せい剤取締法で逮捕され、刑務所に入っていた。「俺の父親は人間じゃないのか。だったら、子どもの俺もきっと人間じゃないな」と思った。それで自暴自棄になって、自分から不良グループに近づき、自分から求めて覚せい剤に手を出した」

もちろん、彼のような生徒は学校ではごく少数派であろう。だが、わが国ではそのような子どもこそが薬物乱用ハイリスク群なのだ。

「ダメ。ゼッタイ。」

この、妙に語呂のよいキャッチコピー、もともとは国連が提唱した「Yes To Life, No To Drugs」に由来する。直訳すれば、「人生にイエスといおう、薬物にはノーといおう」、たとえ超訳するにしても、せめて「自分を大切に、でも薬物はダメ。ゼッタイ。」程度にとどめるべきだった。ところが、なぜか「Yes To Life」が省略され、試験ならまちがいなく誤訳と見なされるレベルの日本語――「ダメ。ゼッタイ。」――として普及してしまったのだ。

いま思えば、ボタンの掛け違いはそこから始まった。この誤訳のせいで、わが国の薬物対策は、自分の「人生にイエス」といえない人、生きづらさや痛みを抱えて孤立する「人」たちへの視点を失ってしまったからだ。その結果、対策は、痛みを抱え孤立している「人」の存在を無視し、もっぱら薬物という「物」の管理・規制・撲滅に特化したものとなってしまった。

行き過ぎた予防啓発は新たな差別・偏見を作り出す。現在、新型コロナウイルス感染予防の気運が高まるなか、各地で感染者や医療関係者の家族が迫害され、他県ナンバーの車を排斥する運動が勃発しているのは、その好例だ。それから、かつて「無癩県運動」がハンセン病に対する差別・偏見を強化し、感染者の排除や隔離といった人権侵害を引き起こした、というわが国の黒歴史も忘れてはならない。そして同じ文脈で、いま「ダメ。ゼッタイ。」が、薬物依存症者を孤立させ、彼らを回復から遠ざける呪文となっている。

だから、私は機会を捉えてはくりかえしこう主張しなければならない。

「ダメ。ゼッタイ。」では、絶対ダメだ、と。

泣き言と戯言と寝言

「なぜ精神科医になったのか」と質問されるたびに、思い出す夜がある。

二五年前の話だ。

その夜の記憶は、けたたましく鳴る電話の音から始まる。私は、潜水艦のコックピットのような狭苦しい当直室で、目をつぶったまま受話器をとるのだ。

「二〇代の女性、意識障害で倒れているところを知人男性が発見。枕元に市販鎮痛薬の箱が散乱。過量服薬した模様……」

救急隊からの連絡だ。患者を受け入れる旨、返事をして受話器を置く。時計は午前一時過ぎを示している。私は観念して身を起こし、洗面所の冷たい水で顔を洗うと、白衣を羽織り、当直室を後にする……。

この夜からはじめることにしよう。

その夜、私は、アルバイト先の病院で当直をしていた。小規模な民間の脳外科病院だ。当時、私は二年目の研修医で、平日は大学病院に研修医として勤務するかたわら、週末にその病院でアルバイトをしていた。土曜日の夕方から月曜日の朝までの二夜連続の当直だ。ひっきりなしに救急車がやってくる、わりあい忙しい病院だった。

もっとも、重症患者は少なかった。繁華街近くにあるせいか、脳外科らしい患者といえば、酔っ払いの頭部外傷ばかりで、大半は急性アルコール中毒や急性薬物中毒といった、脳外科らしからぬケースだった。おそらく救急隊のほうでも、研修医が当直していることを承知していて、重症者は近くの大学病院に搬送していたのだろう。

当時の私は、すでに脳外科、神経内科、救命救急センターでそれぞれ半年ずつの研修を終え、少しだけ医者としての自信が芽生えつつあった。そしてその夜は、最後の研修先である精神科で働きはじめて最初の一週間を終えた週末だった。

おそらく私は相当に体力を持て余していたはずだ。なにしろ、その一週間、精神科研修医としてこなした業務といえば、患者とおしゃべりをし、院内を散歩し、あるいは、バドミントンと卓球に興じたくらいだったのだ。嵐のような救命救急センターの毎日とのあまりの落差に、このままでは自分が医者であることを忘れそうだった。その意味では、週末の当直アルバイトは、医者に戻れる貴重な機会といえた。

こういうと、「そんなに医者らしさにこだわるのなら、精神科ではなく、脳外科に進めばよかったじゃないか」と思うかもしれない。そういわれると返す言葉もないが、実は、医学部入学当初から私は精神科志望だったのだ。いまでこそ医学部卒業後の初期臨床研修は、さまざまな診療科を少しずつ経験するスーパーローテート研修があたりまえになっているが、当時は、卒後はいきなり専門分野の研修だけに専念するのがふつうだった。しかし、生意気にも私は、「ハードウェア(脳)の仕組みを知らずしてオペレーティング・システム(心)を理解することはできない」などと粋がって、研修先として、半年ずついくつかの診療科を経験できる大学病院を選んだのだった。

その当直アルバイトは、脳外科研修中に指導医から押しつけられたものだった。

個性的な指導医だった。脳外科医としての腕は確かな人ではあったが、おそろしく無口なのだ。最初のうち、私は、昼休みに一言も話さずに黙々と食べる彼を前にして、「一体何に怒っているのか」と不安になったのを覚えている。それが一転、いざ緊急手術となると、たとえ深夜であろうと嫌な顔ひとつせずに馳せ参じ、手術室に大音量でワーグナーを流して、やけにハイテンションな状態で執刀にとりかかるのだ。

いまでも鮮明に覚えているのは、麻酔をかけられた患者の上空で、ローエングリン前奏曲の、ストリングスと金管が織りなす華々しい音が響きわたる光景だ。これはいささか悪趣味な取り合わせだった。なにしろ、当の患者は、剃髪された頭部を三点の巨大なピンでがっちりと固定されていて、両瞼には角膜の乾燥を防ぐためにパッチが貼られ、口には気管チューブが挿入されていたのだ。

脳外科研修開始から三カ月が過ぎたある日、長時間の手術を終えて、一緒に休憩室でコーヒーを飲んでいると、めずらしく指導医のほうから話しかけてきた。

「たしかおまえは精神科志望だったな」

「はい」と答えた。

「本気なのか。精神科はすぐに飽きるぞ。なにしろ病気がたった三つしかないからな」

あまりにも唐突な発言に驚いて、

「三つ? 何いってるんですか? アメリカ精神医学会の精神科診断マニュアルにはそれこそ本一冊分、精神疾患のリストがありますよ」

「だが、煎じ詰めれば三つしかない」

「それはつまり……」と、私は頭のなかで言葉を探った。

「つまり、内因性、心因性、脳器質性という三つの精神障害ということですか?」

すると、指導医は鼻から煙草の煙を噴き出しながら、首を横に振った。

「そうじゃない。泣き言と戯言と寝言、その三つだ」

私は唖然とした。いくらなんでもひどい。精神科を馬鹿にしすぎている。確かに、うつ病や双極性障害のうつ状態を「泣き言」と、統合失調症や双極性障害の躁状態を「戯言」と、そして、せん妄などの意識障害を「寝言」と当てはめるならば、あながち見当外れとはいえない。酒の席のジョークだったなら、気が利いているとほめてもいい。だが、精神科志望の若い研修医に対する言葉としては大いに問題ではなかろうか？

私が少しムッとして黙り込んでいると、指導医はいった。

「まあ、何科でも好きな科に行けばいいが、精神科だってある程度は身体の病気も診れなきゃダメだろ？　だから修行をしろ」

そういって押しつけられたのが、あのアルバイトだった。きっと自分が辞めたくて、それで、誰でもいいから代役を見つけ、さっさとその仕事から足を洗おうという魂胆だな……そのときはそう思った。まあ無理もない。いくらワーカホリックな脳外科医だって、週末くらい自宅でのんびりしたいだろう。

繁華街近くにある、場末感漂う民間病院の週末当直だ。きっと酔っ払いとかヤクザとかの相手も覚悟しなきゃならないだろうなと想像して、気持ちが暗くなった。とはいえ、指導医からの命令だし、それに、こちらも経済的に厳しいという現実的問題があった。「どうせ脳外科研修が終わるまでの辛抱だ」と意を決し、引き受けることにした。

だが、脳外科研修中だけというのは、私の勝手な思い込みだったようだ。というのも、脳外科研修が終盤に近づいたころ、指導医にアルバイトを返上する旨申し出たところ、「修行なんだから研修医のあいだは続けろ」と、とりあってもらえなかったからだ。

そんなわけで私は、その後、神経内科、救命救急センターと研修先が変わっても、例の週末当直を続けていた。確かに修行にはなっていたし、研修医仲間で回しあっている楽なアルバイト、たとえば精神科病院や老人病院の、それこそ「ただ寝ているだけ」の暇な当直に比べれば、はるかに報酬がよかったのも事実だったからだ。

救急外来で、私は、ベッドの上に仰向けで横たわる若い女性を観察した。茶色く染められた髪、派手な爪のマニキュアから、水商売の女性かと勝手に見当をつける。衣服はグレーの薄汚れたスウェットの部屋着で、袖口から手首のリストカット痕がのぞいている。採血と点滴のために袖をまくり上げると、肘の内側になぜか注射痕らしき傷もある。何か違法な薬物でも使っているのだろうか？

自発呼吸はある。血圧は上が一六〇、下が一〇〇とやや高めだ。胸部聴診上、肺雑音は聞こえない。次いで私は、両方の瞼を引っ張り上げて、その女性患者の眼球を観察した。共同偏視はない。対光反射は鈍いがあるにはある。呼びかけでは開眼しないが、親指の爪の付け根に痛み刺激を加えてみると、かすかに顔をしかめる。その表情の動きを見たかぎりでは顔面麻痺はなさそうだ。

次に、患者の両手を持ち上げてその顔の上で手を放してみる。ゆっくりと顔をよけて手はだらりと垂れる。今度は、両膝を立たせて手を離してみる。やはりゆっくり脚が伸びる。上下肢ともに筋肉の緊張はある程度は保たれていて、左右差はない。

ストレッチャーを押して放射線検査室に行く。予想通り、頭部CTスキャン上、脳内に出血や腫瘍らしき所見はない。脳梗塞の所見もいまのところなさそうだ。

同行した恋人らしき男性に事情を聴いてみた。なんでも一週間前にケンカをしたのだという。彼が黙って他の女性と飲みに行って遊んだことを知り、「浮気だ」「いや、そんなんじゃない」と口論になり、とうとう別れ話にまで発展した。そして最終的には、ケンカ別れのような形になってしまったらしい。

その後、一週間いっさい連絡を取らなかったが、今夜になって急に胸騒ぎがして何度か電話をかけてみたという。しかし、一向に電話に出ない。それで、直接彼女のアパートを訪れ、まだ返していない合鍵を使って室内に入ると、ベッドのなかで彼女が昏睡していて、枕元にはたくさんの鎮痛薬の箱があったのだという。

「ぼくのせいで……」と男性は自責していた。

枕元に大量の鎮痛薬。それで死のうと思ったのか？　あるいは、こうして救急車騒ぎで男の気を引こうとしたのか？　いずれにせよ、毎度おなじみの急性薬物中毒だろう。夜間救急で搬送される患者の多くが、このような広義の精神科的問題だった。

私は、救急隊が差し出す搬送確認書に必要事項を記入し、署名をした。そして、救急隊が引き上げるのを見送りながら、患者の鼻腔から胃管を挿入しはじめた。

なぜ精神科医になろうと思ったのかと質問されるたびに、場当たり的に毎回違う回答をしてきたが、本当のところは自分でもよくわからない。ただ、はっきりしていることが一つだけある。それは、「医学部進学ありき、その後に精神科を選択」ではなく、「まず精神科医ありき、やむなく医学部進学」ということだ。

精神科医という職業の存在を知ったのは、高校時代、授業をサボって市立図書館にいたとき、偶然、手にとった小説がきっかけだった。加賀乙彦の『フランドルの冬』という、フランス北部の精神科病院を舞台に精神科医たちの心の闇を描いた小説だ。当時はそれほど面白いとは思わなかったが、その職業のいかにも憂鬱そうなところになぜか心惹かれた。ちなみに、その時点では著者自身が精神科医であることは知らなかった。

しかし、いざ医学部に入学すると、先輩たちのあいだで精神科医の評判は芳しくないことを知った。先輩の一人はある格言を教えてくれた。曰く、「内科医はなんでも知っているが何もできない。外科医はなんでもやるが何も知らない。精神科医は何も知らないし、何もできない」。

はじめてこの格言を聞いたときには少し悲しい気持ちになったが、学年が進むにつれて、「無理もないな」と受け容れざるを得なくなった。解剖学、生化学、生理学、病理学、薬理学といった精緻な基礎的知見に裏づけられた内科学の科学性を医学における一方の極とすれば、精神医学は明らかにその対極だった。それどころか、呪術や占いに通底するあやしささえあった。

精神医学をうさん臭いものとする感覚は一般人にも共通していたと思う。医学生時代、夏休みに帰省した際に、不動産業を営む父親から、「卒業したら何科に進むつもりなんだ?」と問われたことがある。私は「精神科かな」と気のない返事をしたのだが、そのときの父親の切り返しはいまでも忘れられない。曰く、「頼むから医者になってくれ」。要するに、父親のなかで精神科医は医者としてカウントされていなかったのだ。

だが、こうした悪評も私が変節する理由とはならなかった。それどころか、だからこそ自分にはおあつらえ向きだとさえ思った節がある。というのも、自分はずっと医学部にはそぐわない人間、まちがって迷い込んでしまった場違いな人間と感じていたからだ。実際、周囲はみな講義に熱心に参加し、ノートをとり、積極的に教員に質問していた。ところが、私ときたら、入学早々より講義をサボり、昼夜逆転の生活を送っていたわけだ。他にはそんな同級生はいなかった。どう考えても、もっとも医者にふさわしくない人間は自分であり、そんな自分の居場所としては、「医者でありながら医者とカウントされない」精神科くらいしかないだろうと思っていた。

医学部での最初の四年間、大学での記憶は曖昧だ。最後の二年間は病棟実習や再試験、卒業試験に忙殺され、「確かに自分は医学部に在籍していた」という鮮明な記憶があるが、それ以前となると、記憶は濃霧越しの風景のようにぼんやりしている。

そうしたなかで数少ない明瞭な記憶といえば、やはり二年生の後期で経験した解剖実習だろう。決して熱心に勉強したわけではない。実習中は、その日、自分が解剖した部位を細かくスケッチし、そこに神経や血管のラテン語名を記入して提出しなければならないが、なんと私は、友人がスケッチした絵をスケッチする、という信じがたい手抜きをやっていた。かなり控えめにいっても、熱心というにはほど遠い。

ならば、人生で初めて見る死体に衝撃を受けたのか？　それも違う。もちろん、何も感じなかったといえば嘘になる。実習の初日はとても緊張し、解剖実習が怖くて医学部を逃げ出したという、あのベルリオーズの二の舞だけは避けたい、と願った記憶がある。

しかし、人は悲しいくらい順応性に富む生き物らしい。明るい解剖学実習室で、五人一組で一つの遺体を囲み、解剖学の図譜と照らし合わせながら遺体を解体し、さまざまな血管や神経を追いかけては、それぞれのラテン語名の暗記をする。そうした作業に没頭するうちに、不思議と感覚は麻痺してしまうものなのだ。それればかりか、解剖作業を終えた後に、その足で仲間と焼き肉を食べに行くのも平気になるし、夜遅くの居残り作業中に、遺体に突っ伏してうたた寝をしてしまう自分の鈍さも許せるようになる。

解剖実習から学んだのは、残念ながら生命の神秘や尊厳ではなかった。人体というものは、スクランブルエッグのような脂肪の塊がおびただしく詰まった肉の袋である、という厳しい現実だった。誰であれ、身体の解体が進めば進むほど、それがかつて人間の形をとっていたことが想像できなくなってしまうものだ。大量の脂肪と剝がされ干からびた皮、もはやどこの臓器や筋肉に由来するのかわからなくなってしまった肉片……。そうしたものの一体どこに、その人の生きていた証やその人らしさが宿り、身体のどこがその人の魂の居場所だったのか、もはや見当がつかなかった。

それでも、「ここならば見つかるかもしれない」という一縷の望みをかけて、脳の解剖に挑んでみた。肉眼だけではない。脳組織を薄くスライスし、その切片を顕微鏡越しに凝視してみた。だが、いくら目を凝らしてみても、その人独自の刻印が発見できるわけではなく、解剖学や組織学の図譜通りの映像が広がっているだけであった。

しかし最後の最後に、衝撃的などんでん返しがあったのだ。その体験はいまでも鮮明だ。実習最終日、解体された遺体の肉片や骨片を棺のなかに収納する作業をしているときに、棺の蓋にチラリと遺体の名前が書いてあるのが見えたのだ。その瞬間、後頭部を鈍器で殴られた感覚に襲われた。同時に、遺体に対して畏敬の念が沸き起こったのだ。

大仰に聞こえるかもしれないが、そのときすべてを悟った気がした。名前こそが——固有名詞こそが——その人の生きた証なのだ、と。誰かに愛しい思いを込めて呼ばれ、あるいは、憎しみをもって呼び捨てられるなど、名前をめぐってさまざまな関係性や物語があったはずだ。そして私は考えたのだ。身体のどこかの部位や臓器ではなく、そのような関係性や物語を扱う医者は一体何科だろうか、と。

われながら奇妙な着想の仕方ではあるが、漠然とではなく、明確に精神科医を志したきっかけが、その解剖実習最終日だったのだ。

もっとも、そうした志が直線的に発展し、現在へとつながったわけではない。実際、その後、気持ちが萎え、頓挫しかける体験もあった。

医学部五年生のときだった。精神科臨床実習の一環で出かけた市中の精神科病院の光景は、あまりにも強烈だった。陰鬱なたたずまいの古い病棟と、病棟に充満した独特の臭気、クロールプロマジンの光線過敏症のせいで黒焦げになった患者の皮膚、独語をつぶやきながら徘徊する患者が幽閉されている薄暗い保護室、病棟に出入りするたびに必要とされる鍵……そうした光景に打ちのめされた。

私は自信を失い、精神科志望をいったん保留した。海外の映画で見た、ビクトリア王朝風の重厚な机と寝椅子のあるオフィスで、静かに患者の話に耳を傾ける精神分析医——そんなイメージは、少なくとも日本の精神科医療の現実ではなかったのだ。

いまこう書いていて気づくことがある。ストレートに精神科を研修せずに、まずは「脳」というハードウェアを学ぶ、という迂回路を選択した本当の理由は、「やっぱり精神科はダメだ」と思ったときの保険だったのではないか、と。

研修医時代の私は、「医者」になろうと必死だったと思う。脳外科研修の半年間はまちがいなくその欲求を満たしてくれた。といっても、研修医の仕事は、術前・術後の病棟での医学的評価と全身管理、手術室では剃髪し、開頭するところまでだ。頭蓋骨が取り外され、脳が露出すると、術野には顕微鏡が設置され、そこから先は執刀医の長い一人旅となる。だが、閉頭の際に再び出番はやってくる。そこで、頭皮の縫合処置を教えてもらい、その覚えたての技術をバイト先の病院で試し、確実なものとするのだ。

ただ、脳外科研修中、ついぞ人と向かい合った実感が持てなかった点については、ずっと気になっていた。多くの患者を担当させてもらったはずなのに、誰一人としてその名前も顔も覚えていないのだ。というか、意識状態を確認するための呼名をのぞけば、そもそも患者と会話した記憶がほとんどない。当然だろう。患者の大半は昏睡状態だった。それに、開頭術時には剃髪しているし、術後はしばらく顔が腫れているせいで、誰もが同じような顔に見えてしまう。しかし不思議なのは、頭部のCTやMRI、血管造影といった画像所見だけはしっかりと覚えていて、「左前頭葉に髄膜腫のある人」「後下小脳動脈に動脈瘤のある人」としてすぐに想起することができたことだ。要するに、そこには関係性も物語もなかったのだ。

一方、神経内科の研修では、教授回診をいつも楽しみにしていた。打腱器（ハンマー）一つで、CTもMRIもなしに出血や脳腫瘍の局在をいいあてる。それはちょっとしたショーだった。その姿に憧れて、私は、実にたくさんの患者の四肢をハンマーで叩いてまわったものだ。

なかでも、神経心理学には知的好奇心がそそられた。たとえば、半側空間無視という現象がある。これは、右半球の脳血管障害に際して生じるもので、視野の左側にあるものに対して注意が向かなくなる現象だ。たとえば、食卓に出された料理も右半分にしか手をつけず、時計を模写させると右半分の絵しか書かない。あるいは、家のなかでも身体の左側をやたらとドアや襖にぶつけてしまう。そして興味深いことに、患者は視野の左側にあるものを見落としているという自覚がないのだ。これは、統合失調症患者に見られる「病識欠如」という症状のモデルとなりうるのではないか——研修医ながらそんな妄想めいた仮説を着想したりした。

ならば神経内科に進む気になったかというと、そうはならなかった。研修中に出会った神経内科医はみな異様に勉強熱心で、よくいえば博覧強記、悪くいえばオタクだった。毎晩、夜遅くまで居残って英語論文を読みふけり、患者を診ている時間よりも文献を読んでいる時間のほうが明らかに長かった。勉強嫌いの私は、「自分には無理、ここは自分の居場所ではない」と思った。

そして研修医二年目、救命救急センター研修中に私は愕然とすることになる。自分の計画した研修メニューが、失敗とはいわないまでも、好ましいものではないことに気づいてしまったからだ。あまりにも脳に集中しすぎだった。循環器内科を研修した者は、心電図から実に多くの情報を読み取り、麻酔科を研修した者は、気管内挿管や中心静脈の穿刺が上達し、いかなる緊急事態でも患者を「死なせない」技術を身につけていた。

実際、脳関係の診療科ばかり研修してきた私は、研修医仲間からはよく揶揄されたものだ。曰く、「脳みそが一番偉いと思っているかもしれないが、生きるのに一番大切なのは心臓だ」、あるいは、「生きる喜びを支えているのは、誰がなんといおうと消化器だ」。

その通りだった。研修期間の四分の三を過ぎた時点で、私は医師として「潰しの効かない」状況に立ち往生してしまったのだ。

もちろん、精神科に進むのならば問題ない。しかし、万一、精神科が性に合わなかったらどうするのだ？　昏睡患者の声なき声に耳を傾ける医者となるのか？　それとも、文献の山に埋もれるオタク医者となるのか？

精神科研修に平行して脳外科病院での当直アルバイトを続けながら、私は自分の行き場を失った気がしていた。

救急隊が引き上げたのを確認すると、私は胃洗浄を開始した。その女性患者の鼻から挿入した胃管に、注射器で生理食塩水を注入し、それをまた注射器で吸引する。これを何回もくりかえして、胃のなかを洗浄するわけだ。

しかし、妙だ。吸引される液体のなかには、少量の食物残渣が混じっているだけで、溶けた錠剤の痕跡が見当たらない。

きっと胃管が細すぎて錠剤が通過できないのだろう、と考えた。そこで、太い管を患者の口から挿入し、再度、胃洗浄を試みる。

今度は錠剤が引けた――ただし、四錠ほど。

「ん？　たったこれだけ？」

私は訝しみ、そして、焦った。これでは、この重篤な意識障害を説明できない。それとも、すでに大半の錠剤は胃のなかで溶けてしまったのだろうか？

思い立って、救急隊が持ってきた、枕元にあったという鎮痛薬の箱を調べてみた。すると、薬は全部で五箱あったが、いずれも錠剤は大部分残っているではないか。

この意識障害は急性薬物中毒によるものではないかもしれない。まもなく血液検査データが上がってきた。市販薬の過量摂取で怖いのは肝臓の障害だ。含有成分のアセトアミノフェンは、大量摂取によって肝臓に壊滅的なダメージを与える。さいわいその女性患者は肝機能も正常だった。意識障害の原因となるような電解質の異常もない。ただ、なぜか白血球が増加し、炎症の存在を示す所見がある。

どういうことだ？　看護師に体温を聞くと、三八度八分だという。昏睡時に吐瀉物を誤嚥して肺炎を起こしたのか？　とすると、意識障害は低酸素脳症？　だが、血中酸素飽和度は九七パーセント、血液は十分に酸素化されている。念のため、胸部レントゲンも確認してみる。肺炎の所見はない。

ならば発熱の原因は？　髄膜炎か？

首の後ろに手を入れ、患者の頭を持ち上げてみる。髄膜炎ならば、頭と一緒に肩も浮き上がるくらい頸部が硬くなっているはずだが、それもない。

もう一度、ハンマーを手に膝蓋腱反射を確認した。反射は亢進している。足底をハンマーの鋭利な柄で引っ掻くと、足指が開き、足の親指が反り返る。バビンスキー反射は強陽性だ。もちろん、意識障害であればこの病的な反射が出てもおかしくはないが、単なる過量服薬だけでここまではっきりとこの反射ができるのは、ちょっとめずらしい。

この意識障害の原因は一体何なのか？

他に考えられるのは脳炎か？　だが、その根拠は？　脳脊髄液を調べるか？

脳脊髄液を採取するには、腰椎穿刺といって、背中側から腰椎の隙間に長い針を刺し、脊髄を傷つけないようにして脳脊髄液を採取する検査が必要だった。何も当直医の分際でそこまでやる必要ないのではと迷ったが、脳外科や神経内科でさんざんやった手技だ。きっとうまくやれるはず……。

さいわい腰椎穿刺は一発で成功し、すぐに脳脊髄液の逆流が確認できた。脳圧はやや上昇し、本来、透明なはずの脳脊髄液が白く濁っている。さらに私は、採取した脳脊髄液を持って臨床検査室に行き、慣れない手つきでサムソン液染色をした。すると、顕微鏡の視野には、葉状に分かれた核を特徴とする好中球（白血球の一種）が多数見えたのだ。

脳炎、それも細菌性の脳炎だ！　枕元に鎮痛薬が何箱もあったのは、おそらくこの数日間、本当に頭痛がひどかったからなのだ。

いずれにしても、この小さな脳外科病院ではきちんとした治療はできない。念のため、抗生物質の点滴は開始しつつも、平行して、大学病院に転院の手はずを進めた。先方から受け入れオーケーの連絡を受けると、私も患者とともに救急車に同乗した。大学病院の医師に直接経過を報告するつもりだった。偶然にも、対応してくれた医師は私が神経内科研修中の指導医だった。

神経内科医は、「うん、うん」とうなずきながら私の報告を聞いていた。やがて何かを思いついたらしく、超音波検査機を持ち出し、そのプローブを患者の左胸に当てて、心臓の動きを調べはじめた。

「やっぱり弁膜の動きがあやしいね」

神経内科医によれば、おそらく細菌性心内膜炎がまずあって、弁膜に付着した細菌の塊が血流に乗って脳に飛び散り、脳炎を起こしたのだろう、とのことだった。

「しかし妙だな。先天性の心臓疾患や弁膜症の既往があるわけじゃないのに」

その神経内科医は不思議そうに首を振ると、私に向かっていった。

「原因はともかく、研修医にしては大手柄だ。ふつうなら痴話ゲンカの末の狂言自殺とか決めつけて精神科送り。そこでほったらかしにされて死んでしまうか、そうでなくとも、深刻な後遺症を作ってしまったところだよ。よく脳炎に気づいたね。きみ、立派な神経内科医になれるよ」


脳炎騒ぎの一件後も、同じように牧歌的な精神科研修が続いた。私は、天気がよければ患者と院内を散歩し、雨が降っていれば院内の体育館でバドミントンか卓球をした。

もちろん、週末は例の当直アルバイトを続けていた。精神科の指導医から頼まれて、精神科病院のバイトもしてみた。暇な当直だった。夕食後に回診すると、その後は病棟に呼ばれることはめったにない。まれに、高齢患者が転倒して頭部を外傷し、病棟に呼ばれたが、その際には脳外科研修で培った頭皮の縫合技術が役立った。

いつしか私は精神科指導医から「ナルコレプシー」というあだ名をつけられていた。居眠りばかりしていたからだ。カンファレンスがはじまるやいなや船を漕ぎはじめ、指導医の新患診察陪席中にもうつらうつらしてしまう。

なにしろ、すべてが曖昧で、濃霧のなかを手探りで進む感覚だったのだ。そして、霧で見えないのか、瞼を閉じているから見えないのかなどと頭のなかで禅問答を始めるころには、もう眠りに落ちていた。

精神疾患には、身体疾患のような濃い実線で囲まれた輪郭がない気がしたのだ。正常も異常もすべて一緒くたになって広がる茫漠とした荒野を、あたかも軍事境界線のような暫定的な点線で区分けして、ひとまずの診断カテゴリーを無理矢理作っている感じだった。しかも、それぞれの区分けに特異的な治療法があるわけではない。だから、「関東でまとめるか、それとも関東甲信越でまとめるか」という議論と本質的に違わないように思えたのだ。さらに困ったことに、医師によってその境界線の位置が微妙に異なるばかりか、専門学会も何年かに一度その線の場所を変更したりする。眠くなるのは自分のせいではない。私はそんなふうになかば居直っていた。

しかし、心境の変化は唐突にやってきた。

研修終了後の進路を決めかねたまま、精神科研修も後半戦に入ったある日のことだ。外来当番だった私は、初診患者の予診を担当することになった。

患者は二〇代女性、職業は病院に勤務する臨床検査技師、現在は同じ大学病院の神経内科に入院中であるという。

「細菌性脳炎に罹患したものの、早期の集中的治療が功を奏し、後遺症を残すことなく回復しました。しかしその後、患者の告白から別の問題が明らかになり、貴科的にご高診、ご加療をお願いしたたく……」

私は、神経内科からの紹介状を読んで驚いて顔を上げた。診察室で向かいに座っている患者は確かにあの女性患者に似ていたが、あの病院の救急外来で処置しているときには、このように整った顔立ちをしているとは思わなかった。一方、彼女は私を完全に初対面の人間だと思っていた。あたりまえだろう。昏睡状態であったわけだから、覚えているはずもない。

彼女は、細菌培養検査のために臨床検査室に持ち込まれた検体を、検査終了後に廃棄せずにとっておき、後で隠れて自らに注射する、といった行為をくりかえしていたのだった。おそらくそれが原因で細菌性心内膜炎となり、さらに脳炎にも罹患したのだろう。

なぜそんな危険なことをするのか？　私にはまったく理解できなかった。理由を質問しても、彼女自身にも説明できないらしく、話はしどろもどろだった。「死にたいわけではないですし、病気になりたいわけでもないんです。ただ、何というか、自分の血を汚したいというか……」と言葉を濁すと、うつむいて黙り込んだ。

マトリョーシカ、あるいは、何枚もマスクを重ねた覆面レスラーとたとえればよいのだろうか。薬物過量摂取という「心」の問題のような顔を見せながら、その実、脳炎という「脳」の問題であり、しかし、さらにその深層には、故意に自分の健康を害さずにはいられない、別の「心」の問題が横たわっていたのだ。

私は丁寧に彼女の物語を聞いた。予診に長い時間をかけすぎて、後で指導医に嫌味をいわれたが、貴重な情報を得たことは評価された。ここでくわしくは書かないが、端的にいえば、彼女の物語は暴力と痛みの歴史であり、後に、精神科医として私が刮目して対峙することとなるトラウマの物語であった。ただ、当時の私には想像力の埒外、「この世にそんなひどいことが起きるのか」と言葉を失うほどの出来事であった。

そして、強調しておかなければならないのは、脳炎の灼熱をもってしても、患者の脳に封印された悲劇の記憶を焼き尽くすことができなかった、という事実だ。

その日の夕方、新患カンファレンスで、私の予診に続いて正式な診察をした精神科指導医が、彼女のことを「虚偽性障害」という診断名で紹介しているのを聞いた。後で、私はその指導医に詰め寄り、なぜそんな詐欺師のような診断名なのか、と質問した。

すると、指導医はこういった。

「操作的な診断基準に照らせばそうとしか表現しようがないから、便宜上、あの診断にしただけだ。だが、そんなラベリングにはさしたる意味はない。彼女の生きざまというか、痛みに満ちた人生の物語を理解していれば、それで十分寄り添える」

私のなかである言葉がよみがえった。「精神疾患なんて三つしかない、泣き言と戯言と寝言だ」。あの、ことさらに偽悪的な言葉は、要するに、細かな診断に拘泥するのではなく、患者自身の物語にちゃんと耳を傾けろ、という意味なのではあるまいか?

自分の目指す方向は精神科でまちがっていないと確信した。それがカンファレンスで公式に語られるかどうかはさておき、名前をめぐる関係性と、それが織りなす物語へのかかわりは、どうやら精神医学界隈のどこかにありそうだ。

数日後、私は脳外科研修中の指導医に会いに行った。精神科入局を報告するとともに、研修医修了となるので当直アルバイトをお返ししたい旨伝えた。

指導医は無言でうなずいた後、こちらも見ずに問いかけてきた。

「修行になったか？」

「はい。とても」

私は、彼の当直明けの無精ヒゲ顔をまじまじと見つめ、それから深々と頭を下げたのだった。

医師はなぜ処方してしまうのか

以前、尊敬するベテラン心理士からこういわれた。

「精神科医は薬を出すから、いつまで経っても心理療法がうまくならないのよ」

彼女はいつも精神科医に手厳しいが、このコメントもその例に漏れなかった。私は、「ですよねえ……」と曖昧に濁すほかなかった。

たしかにその通りだったからだ。「では、お薬を調整しておきますね」「お薬を追加しておきましょう」——こういった言葉で、出口の見えない診察室でのやりとりを強制終了する。問題は何も解決していない。医師として前向きな姿勢を失っていないことを患者に示しつつ、ただ時間稼ぎをしているだけだ。そんなやりとりをこれまで何百回、いや何千回も行ってきたことか。

かつて私は、わが国の精神科医療をこう評したことがある。曰く、「ドリフ外来」。つまり、「夜眠れてるか？　飯食べてるか？　歯磨いたか？　じゃ、また来週……」といったやりとりで、次々に患者を診察室に呼び込み、追っ払う。そのありさまを、ドリフターズの『8時だョ！　全員集合』のエンディングのかけ声になぞらえたつもりだった。

これは批判であると同時に自虐でもあった。弁解を許してもらえば、何もすべての患者にそうしているわけではないのだ。日に五〇人診察するとして、そのうちの何割を「ドリフ外来」的にサクッと捌けるかで、その日の診療で重症者にどれだけ時間とエネルギーを割けるかが決まってくる。だから、患者によって緩急つけながら自分の外来診療を進めていくのは、業務マネジメント上、やむを得ないことなのだ。

とはいえ、これは容易ではない。医師にとってはその日の五〇分の一の相手だとしても、患者にとって主治医は一人だ。しかも、二〜四週間という期間待ちつづけ、期待を膨らませて診察にたどり着いている。それなのに、こちらが平均的な再診患者に割くことのできるのは五〜一〇分だ。患者が抱えている問題の多くは未解決のまま先送りとなる。

そんなとき、今日のところは矛を収めてもらおう、いったん兵を引いてもらおうとして、つい口に出てしまう言葉が、「お薬を調整しておきましょう」なのだ。たとえるならばそれは、激しい連打に耐えかねたボクサーが反射的にしてしまうクリンチに似ている。

断言できることがある。おそらく私は薬をいっさい処方しない精神科医にはなれない。もちろん、できるだけ無駄な処方は避けるべきだと思っているし、そもそも、薬物依存症治療が専門である以上、患者に薬を出すよりも薬をやめさせることのほうが多い。

しかしそれでもやはり、まったく薬を使わないことはできないと感じているのだ。

なぜか。

ここからはじめよう。処方薬の話だ。


精神科医としてどんな患者が一番好きかと問われたら、私は迷うことなく「覚せい剤依存症」と答えるだろう。決して犯罪行為を肯定するつもりはないが、法の一線を越えた彼らには、アルコールや処方薬、市販薬の依存症患者にはない独特の潔さ、すがすがしさがある。

およそ一〇年前、私は、「覚せい剤依存症?」と表情を曇らせる病院幹部の懸念をよそに、現在の所属施設で薬物依存症専門外来を開設した。その理由は、まさに「思う存分、大好きな覚せい剤依存症患者を診たい」との思いからだった。

しかし、実際に診療を始めると、いささか期待外れな事態に直面した。というのも、たしかに多くの覚せい剤依存症患者が受診してくれたものの、それは全体の半分にすぎなかったからだ。残りの半分は、処方薬(その大半は、エチゾラムやフルニトラゼパム、トリアゾラム、ゾルピデムといった、ベンゾジアゼピン受容体作動薬として分類される睡眠薬や抗不安薬だ。ここでは略して「ベンゾ」と呼んでおきたい)の依存症患者だった。

当時、ベンゾ依存症患者は薬物依存症外来の新興勢力であり、「わが国伝統の乱用薬物」である覚せい剤の依存症患者と比べると、さまざまな点で違っていた。たとえば、学歴が高く、犯罪歴を持つ者が少ないなど、一般の人と変わらない生活背景を持ち、何よりも、薬物依存症とは別に、うつ病や不安障害といった精神障害を併存する者がとても多かった。

もっとも注目すべき特徴は、依存形成の心理機制だった。覚せい剤依存症患者の多くは、「刺激を求めて」「(友人や恋人に)誘われて」など、刺激ないしは快楽希求的な動機、あるいは、人との親密な関係を契機として乱用を始めていたのに対し、ベンゾ依存症患者は、「不眠や不安を軽減するために」「抑うつ気分を改善するために」といった意図から、単独で使いはじめているのが特徴だった。

このことは二つの重要な事実を示唆していた。一つは、ベンゾ依存症患者は決して「快感」を求めて薬物を乱用しているのではなく、あくまでも「苦痛の緩和」を求めて薬物を乱用している、ということだった。これは、たとえ快感を引き起こさなくとも、苦痛緩和の作用さえあれば、人は依存症に罹患しうることを意味する。いや、快感ならば飽きるだろうが、苦痛緩和となると飽きるわけにはいかない。自分が自分でありつづけるためには手放せないものとなる。

もう一つは、この「苦痛の緩和」をしてくれる薬物を最初に提供した人物が、しばしば精神科医である、ということだった。事実、私の調査では、ベンゾ依存症患者の八四パーセントは、併存する精神障害の治療を受けるなかで依存症を発症していることがわかっている。

これは悩ましい問題だった。というのも、医師のミッションはいうまでもなく患者の苦痛緩和にあるが、そのミッションに忠実であろうとする善意が患者を依存症に罹患させることを意味するからだ。

依存症に陥る機制はさておき、ベンゾ依存症患者の治療は実に手がかかる。覚せい剤依存症患者の少なくとも倍は手がかかるといってよいだろう。

理由は三つある。

第一に、併存する精神障害のせいで、いっさいの精神科治療薬をやめるという選択肢がとれないことだ。通常、ベンゾを比較的依存性の低い別の薬剤（抗精神病薬や抗うつ薬）に切り替えて精神症状をコントロールすることを試みるが、副作用の問題からそれがむずかしいこともある。そうした場合、ベンゾを規定用量内まで減らしたうえで、医師の管理下で継続服用をさせるという選択肢をとらざるを得ない。

その治療目標の奇妙さは素人でもわかるだろう。たとえば、アルコール依存症患者に「焼酎はやめてビールだけにしなさい」と、そして、覚せい剤依存症患者に「覚せい剤は注射で使わないで、アブリ（加熱吸煙）で使うようにしなさい」と指示する治療は想像できるだろうか。けれども、ベンゾではときとしてそれをやらないといけないのだ。

第二に、入院が必要ということだ。意外に思うかもしれないが、典型的な覚せい剤依存症の治療は、外来通院だけでこと足りる。覚せい剤には離脱症状がほとんどないからだ（その分、なかなか「懲りない」という問題はあるが）。ところが、ベンゾは連用で耐性が生じやすく、乱用期間が長いケースでは、急な中断により重篤な離脱症状を呈しやすい。

実際、典型的なベンゾ依存症患者は、ベンゾの錠剤を、それこそ「ＦＲＩＳＫ」感覚で日に数十錠も口のなかに放り込む生活を送っている。もしもこの状態にある人が自己流で断薬すれば、かなりの確率でてんかん発作のように危険な離脱が出現するはずだ。だから、減薬は入院してもらい、医学的管理下で行わなければならない。具体的には、これまで服用していたベンゾと同じ量を、もっと血中半減期の長い、「切れ味の鈍い」ベンゾで置き換え、しかもすべて散剤化して、小刻みかつ慎重に減量していくことになる。

そして最後に、他の医療機関との調整をしなければならないことだ。典型的なベンゾ依存症患者は、平均して一二箇所の通院先を持っている。週三回異なる医療機関に受診し、その都度一カ月分の処方を受け、翌週はまた異なる医療機関三箇所だ。それを一月に四セットくりかえす。それはそれで多忙な、文字通り「薬中心の生活」といえよう。

入院期間中に、そのような「売人」的医療機関と縁切りをしておくことはきわめて重要だ。入院中にせっかく減薬しても、退院後に再びそうした医療機関で処方を受けてしまえば、それこそ元も子もない。そのような事情から、患者に入手元の医療機関名を教えてもらい、患者の許可を得て、「当該患者はベンゾ依存症で現在治療中です。今後は受診しても絶対にベンゾを処方しないでください」と、医療機関にお願いの手紙を出すのだ。

外来で処方できる規定範囲の量まで減薬ができたら、そこでようやく治療の場を入院から通院へと移すことができる。処方は依然として散剤のままだが、通常、乳糖粉末で薬袋を膨らませ、過量摂取しにくい工夫を施し、さらにゆっくり減薬していくことになる。

このような具合に、ベンゾ依存症の治療は細々と手がかかる。ちなみに、ベンゾ依存症治療を数多く手がける知人の依存症専門医は、こうした減薬治療のことを「ベンゾ掃除」と呼んでいた。その際、彼が見せたうんざりしたような表情はいまでも記憶のなかで鮮明だ。


ベンゾ依存症患者は、二〇〇〇年以降、薬物依存症臨床の場で目立ちはじめたが、この世紀の変わり目の年は、精神医学にとってさまざまな意味で分岐点であったと思う。

一つは、新しい抗うつ薬の登場だ。一九九九年に最初の選択的セロトニン再取り込み阻害薬（SSRI）であるフルボキサミンが、そして続く二〇〇〇年にはパロキセチンが国内上市された。従来の三環系抗うつ薬に比べて副作用が少なかったことから、精神科医はそれまでよりも気軽に抗うつ薬を処方できるようになった。それから、すでに多くの識者が指摘している通り、製薬会社による、「うつは心の風邪」というキャッチコピーを用いた新薬プロモーションは、人々の精神科受診に対する抵抗感を緩和し、確実に精神科医療ユーザーの裾野を広げたことは想像に難くない。新しい抗うつ薬とベンゾ問題とを関係づけるのは奇妙に感じられるかもしれないが、抗うつ薬とともにベンゾを処方するという精神科医療の古い慣習が無視できない影響を与えていたと思う。

もう一つ、その前年に自殺した伝説的なリストカッターにしてブロガー、南条あやの遺稿集『卒業式まで死にません』（新潮社、二〇〇〇）が刊行されたことも、個人的に無視できないと感じている。

同書において彼女は、自身の精神科医療ユーザーとしての体験を赤裸々に語り、さまざまな治療薬の服用感を生き生きと語っていた。そのありさまは、「向精神薬ソムリエ」と評したくなるほどであった。

この本は、多くの若者からの支持を集め、同じようにリストカットをくりかえす南条あやのフォロワーたち（多くは若い女性）が精神科外来に押し寄せるようになった。実際、私自身、「この本を読みましたか」と患者から詰め寄られたのは、一度や二度のことではない。

ちなみに、彼女たちの多くは、リストカットや過量服薬といった自己破壊的行動をくりかえしており、それでいて、不思議とボーダーライン的な操作性を感じさせず、転移・逆転移感情がドロドロ渦巻く治療関係とも無縁だった。

おそらく彼女たちは、精神科医や精神科医療に何も期待していなかったのだろう。リストカットと同様、誰の手も煩わすことなく、あくまでも独力で「心の痛み」を鎮めるために、南条あやが著書で紹介するベンゾを入手したかったのだ。その意味で、彼女たちは「人に依存できない」人、「物にしか依存できない」人であった。

ともあれ、こうした変化は、依存症外来におけるベンゾ依存症患者を増加させただけでなく、救命救急医療現場における過量服薬患者を増加させて、精神科医は救命救急医から顰蹙を買うこととなった。というのも、過量服薬患者のほぼ全例が精神科通院中だったからだ。実際、私は、ある救命救急医からこう吐き捨てるようにいわれたことがある。「私は精神科患者が嫌いだが、精神科医はもっと嫌いだ」

精神科医は明らかに時代の変化に遅れをとっていた。精神医学の中心的疾患は依然として統合失調症であり、それゆえに治療論はともすれば、「まずは薬物療法」だった。そのような臨床現場では、精神科医の腕の見せどころは、病識を失い、被害妄想の影響で極端に猜疑的になっている統合失調症患者に、決して強制ではなく、説得によって服薬に応じてもらう場面だった。だから、駆け出しの精神科医は、郊外の精神科病院で統合失調症治療の修行をし、「薬を飲ませる技術」を磨くことに専心したわけだが、その熱意に比べると、薬物のやめ方には驚くほど無関心だった。それはおそらく、統合失調症は慢性疾患であり、治療薬の服用は生涯継続されるべきという考え方を、多くの精神科医が無邪気に信じていたせいだろう。

そして世紀の変わり目が近づくころ、修行を終えた精神科医たちが、郊外の精神科病院を抜け出して、大挙して都市部駅チカにパラシュートで降り立ち、「メンタルクリニック」という店を開きはじめたのだ。しかし不幸にも、すでに彼らの技術は患者の病態にマッチしなくなっていた。外来に押し寄せた患者は、統合失調症患者ではなく、これまで精神科医療にアクセスしてこなかった層だったからだ。その多くは、仕事の問題、家族関係の問題、込み入った恋愛の悩みなど、薬だけでは解決できない問題を抱えていた。そこで医師が、自慢の「薬を飲ませる技術」だけを発揮したならば、どのような結果になるのか――それは推して知るべしというほかない。

とりわけトラウマを抱える患者では、そうした治療による弊害は深刻だった。たしかにベンゾは、最初のうちは、トラウマに関連する不安や恐怖感、過覚醒に対して劇的に奏功する。空一面の曇天が霧散していきなり晴天が出現するような解放感や安堵感をすみやかに体験し、患者はわずか一回でもその薬を手放しがたく感じるだろう。

しかし、そこから先が地獄なのだ。またたく間に、薬理学では説明困難な速さで耐性が形成され、必要とする量が加速度的に増えていく。しかも一向に減薬のチャンスは訪れない。うかうかしていると、患者はベンゾの錠剤を日に何十錠も口に放り込む状況に陥り、薬物依存症専門外来か、救命救急センターに登場する羽目となってしまう。

当時、残念に感じていたことがある。精神科医のなかには、このような医原性の薬物乱用に対して「パーソナリティ障害」という屈辱的なラベリングをもって、責任を患者側に押しつけ、さらには、そうした患者を治療から排除する者が少なくなかったことだ。

ある時期、私は、精神科医療がベンゾ依存症を作り出している事態を憂い、学会や研修会で登壇する機会を捉えて、さかんに精神科医の安易なベンゾの処方に警鐘を鳴らすことに努めていた。二〇一〇年ごろの話だ。その際よく使った表現は、「精神科医は白衣を着た売人」だった。これは、駆け出しのころにダルクの施設長から教えられた言葉だ。

いま思えば、強烈すぎるキャッチコピーだったと反省している。私は同業者からの強い反発を買い、出身医局の先輩から叱責を受けたばかりか、同業者から怒りの電話や手紙が私のもとに寄せられた。当時、私は身の危険を覚え、冗談ではなく、通勤中の山手線の駅のホームでは、できるだけ柱を背にして立つように心がけるほどであった。

なるほど、メディアは関心を持って取り上げてくれた。しかし、そうした記事はしばしば臨床現場を混乱させた。治療のためにベンゾを必要とする人にかぎって「依存症になるのが怖い」と服用を中止し、ベンゾを乱用している人は、恥の意識から依存症の専門治療から遠ざかってしまったからだ。

取材する側も思い込みが強すぎた。記者たちは一様に、「なぜわが国はかくも薬物療法偏重なのか」という質問をし、私の答えを待たずに、「やはり金儲け主義だからでしょうか」と見当違いの感想を述べた。だが、そうではないのだ。率直にいって、精神科医療の収益において処方料など微々たるもの、真実はその反対で、わが国の精神科医療が薬物療法偏重となるのは、薬がもっとも低コストで、しかも時間がかからないからなのだ。

かつて私は、司法精神医療病棟にかかわっていたことがある。この病棟は、殺人や殺人未遂といった重大な他害事件を起こしつつも、罹患する重篤な精神障害のために心神喪失・耗弱として刑事司法システムの埒外に置かれた人たちの専門治療施設だ。こうした処遇制度の是非についてはさまざまな議論があるが、この病棟での試み自体には大いに学ぶべき点があった。病棟には十分な医療スタッフが整えられ、一人の患者に担当の医師、看護師、心理士、ソーシャルワーカー、作業療法士がつき、治療はその多職種チームで進められるのだ。なお、病室はすべて個室で、十分にパーソナルスペースが確保された病棟構造となっている。

そこで体験したのは、処方の「美しさ」だった。その病棟に入院する患者への処方内容は治療薬の種類・量とも少ないのだ。決して軽い病状の患者ではない。通常ならば、苦心惨憺たる「汚い」処方、つまり、多剤・大量療法的処方に陥りかねないのに、なぜなのか。

おそらく十分なマンパワーと快適な環境は確実に処方される薬の量を減らすのだろう。そして、そのような手厚い医療体制が実現できているのは、国がこの司法精神医療病棟に莫大な予算を投入しているからだ。同じことを一般の精神科治療や地域精神保健福祉サービスで実現するには、医療に割く国家予算の額を大幅に増やし、現状の「薄利多売」的な医療を抜本的に改革するしかない。その意味では、国として医療サービスをどう考えるかという大きな問題を、単にベンゾという化学物質だけの問題に矮小化すべきではないと思う。

知っておいてほしい事実がある。米国では、二〇〇六年に、「メディケード」という低所得者・障害者向けの医療保険システムにおいて、ベンゾを医療保険対象薬剤から外すという大胆な制度改革が行われた。しかしその結果は皮肉なものであった。たしかにベンゾの処方は激減したが、その代わりにより高コストな抗うつ薬や抗精神病薬の処方が増えて医療費が増大した。加えて、高齢者の転倒による大腿骨頸部骨折が増加したのだという。こうした事態を受けて、二〇一三年、メディケードは再びベンゾを医療保険の対象に戻している。

要するに、特定の薬剤の処方を禁じたところで、患者側の「不眠」や「不安」に対する治療ニーズが消えてなくなるわけではない。結局は、代替的な薬が必要なのだ。そのような場合、ベンゾは、抗うつ薬や抗精神病薬より、起立性低血圧や薬剤性パーキンソン症候群を引き起こすリスクが圧倒的に低いなど、転倒しやすい高齢者には有用な面もある。

悪いのは薬ではなく、使い方なのだ。

今日、それなりに経験と知識を持つ精神科医ならば、乱用リスクの高い患者にはあらかじめベンゾの処方を控えているはずだ。実際、アルコールや薬物の依存症に罹患している患者や、自傷や過量服薬の既往があるなど衝動制御に問題を抱えている患者にはベンゾを処方しない、という精神科医は少なくない。

しかし、そこまで周到に注意をしても、精神科治療の過程でベンゾ依存症の発生をゼロにすることはできないのもまた事実だ。私は、駆け出しのころに担当した、うつ病を抱える中年女性患者のことをいまでも忘れない。

上品な雰囲気のご婦人であった。初診時、意欲低下と抑うつ気分が認められ、それは朝が最悪で、夕方に少し改善するという典型的な日中変動を呈した。睡眠障害も、午前三時に覚醒して朝までまんじりともできない、といううつ病に特徴的な早朝覚醒パターンだった。

私は、抗うつ薬と睡眠薬を処方した。この、うつ病治療の導入期において抗うつ薬と一緒にベンゾ類系睡眠薬を処方するという「技」は、当時、指導医から教えられた方法だった。抗うつ薬は効果が出るまでに二〜四週間ほどを要する。それまでのもどかしい期間、患者が精神科治療に失望して治療を中断してしまわないように、即効性のある睡眠薬で治療関係をつなぐ意図がある。

しかし、時としてこのやり方は困った問題を引き起こす。睡眠薬だけ服用し、抗うつ薬を服用しなくなる患者が出てくるのだ。あたかも玩具菓子のおまけ欲しさから、菓子を食べ切らないうちに新たな菓子を買い求めたがる子どものように。

治療開始から二ヵ月を経過し、ご婦人の病状は拍子抜けするほどあっさりと改善した。私は、「やはり内因性の特徴を持つうつ病は、抗うつ薬に対する反応性がよいな」などと、一人悦に入っていたわけだが、そんなある日、そのご婦人から「実は」とある告白をされたのだった。

聞けば、彼女は一、二回だけ抗うつ薬を服用したものの、口の渇きと便秘が悪化した気がしてすぐに服用を中止したというではないか。要するに、抗うつ薬のおかげで快癒したわけではなかったのだ。

彼女はきっぱりといった。

「自分はちゃんと眠れていれば気分も落ち込まないみたいです。先生のおっしゃるうつ病とは違うと思うのです。ですから、いつもの睡眠薬をください」

説得に応じないという強い決意を感じた。気圧された私は、「もしも今後、うつ病の症状が再発したら、次は必ず抗うつ薬を服用するように」という約束をとりつけるのが精一杯で、彼女に折れるしかなかった。

以降、さして言葉も交わさないまま、漫然とその睡眠薬の「DO処方」(同じ処方内容を継続すること）をくりかえす治療関係――あたかも冷え切った夫婦関係にも似た、近くて遠い関係性――が年余にわたってつづくこととなる。精神状態はずっと安定して見えた。これくらい安定しているならば、もう睡眠薬も要らないのではないか。そう思って減薬を提案したこともあるが、ダメだった。診察場面では医師の手を煩わせることのないご婦人であったが、その一点だけは頑固に譲らなかった。

まあ、いいか。規定範囲内のベンゾの量で満足のいく睡眠がとれており、日常生活が支障なく送れているのであれば、医師がとやかくいう必要はあるまい――そう思った。

しかし、ベンゾ依存症は、そのような「手のかからない」患者からゲリラ的に発生することがある。そう、実際の臨床では、「変わりありません。いつもの薬をお願いします」と紋切り型の発言しかせず、短い診察時間にも不満を漏らさない患者が、実は油断できない伏兵だったりするのだ。

治療開始から一〇年近くを経過したある日、ふだんは単身で来院するご婦人が、その日にかぎって家族――夫に子ども、義父母と、ほぼ一族郎党総出だ――に伴われてやってきた。

「何か大ごとがあったにちがいない……」

私は緊張して身構えた。

案の定、患者は、一年ほど前から連日ベンゾを過量に服用するようになり、不足分を補充すべく複数の医療機関からも処方を受けていること、さらに先日、離脱てんかんを起こして救急搬送されたことなどを知らされた。家族に退席してもらい、患者本人と一対一で話してみると、これまで語られることのなかった問題が明らかになった。長い年月悩んできた夫の愛人問題や専横な態度、子どもの不登校、嫁姑間の葛藤、さらに最近になってからは頭のなかは死ぬことでいっぱいで、すでに近日中に自殺する計画を立てていることなど……。

そのときようやく気づいたのは、ご婦人の「手のかからなさ」とは、実は、援助希求性の乏しさや、人間一般に対する信頼感、期待感のなさと表裏一体のものであった、ということだった。彼女もまた「人に依存できない」人だったのだ。そのような患者が、治療経過のなかで予期せぬネガティブな出来事に遭遇し、あるいは精神的危機に瀕すれば、どうなるのか。無力感を否認し、まやかしのセルフコントロール感を維持するためには、手もとにある「藁」にしがみつくのは容易に想像がつく。彼女の場合、その「藁」がベンゾであったのだろう。

悔やまれるのは、最初から抗うつ薬を単剤で処方していたらこうはならなかった、ということだ。抗うつ薬と一緒にベンゾを処方することの功罪を思い知らされた経験だった。

ところで、ベンゾ依存症患者から、ベンゾ入手先の前医たち――つまり、「白衣を着た売人たち」――の話を聞いていると、必ずしも「ダメ医者」ばかりではないことに気づく。たしかに、患者の要望通りに唯々諾々と薬を処方する、「ドラッグストア医師」が多いのは事実だが、その一方で、善意にあふれる医師も意外といるのだ。つまり、どこの医療機関も診ようとしない面倒な患者を引き受け、予約外や時間外の急患も「しょうがねえなぁ」とぼやきつつも腕まくりして診療にあたる医師だ。

彼らはいずれも、使命感と情熱にあふれていて、しかしとても疲れている。厄介な患者を診ようとしない同業者に憤りを感じていて、そのせいでしばしば孤立している。

他人事ではない。

外来診療日の朝、私はいつも憂鬱だ。まるで処刑台に向かう人のように重い足取りで、朝九時少し前に外来診察室に入る。もうトイレ休憩以外、午後六時まではここから解放してもらえない。それでも午前中は快調だし、午後も早い時間帯ならば大丈夫だ。むしろ昼食抜きで診療をつづけていると、断食効果のせいか少々ハイにさえなっている。

しかし、午後四時を過ぎたあたりから、突然、失速するのだ。朝からずっとパンチの連打を浴びつづけたせいで固めたガードが下がってきて、もろにパンチを食らう回数も増えてくる。それでもどうにか踏ん張り、倒れないようにと気を強く持つのだが、次第に足が動かなくなる。私はほとんどパンチドランカー状態だ。意識は霞み、患者の話も、たとえるならば、メロディは聞こえているのに歌詞が聴き取れないような状況となっている。それなのに、待合室にはまだ患者がいる——それも、「その日最後の患者になって、後の患者を気にせずじっくり話を聞いてもらおう」ともくろむ患者ばかりが何人も。

気づくと、クリンチが多くなっている。ボクシングの試合ならば、レフェリーから消極的な試合態度として指導が入るところだ。それはわかっているが、いまこの瞬間だけ、患者の要求に追い詰められる苦痛から逃れたくて、それが何の解決策にもならないことは百も承知で、ある言葉が口をついて出てしまう。

「では、お薬を追加しておきますね……」

かくして患者は薬物依存症に、そして、精神科医は薬物療法依存症になる。


人間は薬を使う動物だ。メソポタミア文明の遺跡から発掘された粘土板に楔形文字で書かれている情報の多くが、薬草に関する情報であったという。実際、人類は、青カビからペニシリンを、ヤナギの樹皮からアスピリンを作り出す能力があったからこそ、多くの病気を克服し、寿命を延ばし、地球上で繁殖することができたのだ。

そして、医療と薬は分かちがたい関係にある。現に、診療科を問わず、医療機関を訪れる患者の多くが薬を求めている。何も処方しないと、「薬を出してもらえないのですか」と、不服そうな顔をされることもまれではない。その顔にはしばしば、特効薬という魔術的なものへの期待が見え隠れする。

思えば、古来、人は薬に幻想と憧れを抱いてきた。かつて始皇帝は、不老不死を求めて莫大な散財をし、最終的に、学者たちに作らせた、「丹薬」という水銀薬のせいで逝去したといわれている。それ以後も、不老長寿を願った王室や貴族はさかんに丹薬を使用し、唐代の歴代皇帝の何人かはそのせいで夭逝している。

これらは極端な例かもしれないが、薬学の歴史を紐解くと、改めて痛感することがある。それは、

「薬と人間」の関係は同時に「毒と人間」の関係でもあるということだ。ルネサンスの医師にして錬金術師、パラケルススも同じことをいっている。「すべてのものは毒であり、毒でないものなど存在しない。その服用量こそが毒であるのか、そうでないかを決めるのだ」

さらにいえば、薬害というものの大半は、医師の悪意ではなく、善意によって作り出される。つまり、人は自分の痛みに弱いだけでなく、目の前にいる他人の痛みにも弱い生き物なのだ。

ベンゾをめぐるさまざまな問題も例外ではない。

もちろん、私自身は極力ベンゾの処方を控えているが、絶対に処方しないわけではない。ただし、やむを得ず処方しなければならない場合には、患者からの好感度が高い、「切れ味の鋭い」ものは避けるよう心がけている。切れ味のよい、「あの薬のおかげで救われた！」という効果が自覚できる薬は、長期的には好ましくない。そして、その人が抱える心の傷が深刻なものであればあるほど、劇的な効果をもたらす薬は危険である――そう考えるからだ。

そんなわけで私は、効果がいまひとつ判然としない薬を選択し、日々の診療において、患者からの好感度を下げることに余念がない――内心で、「わざわざ切れ味の悪い薬を処方するくらいならば、最初から薬なんて処方しなければよいのに……」などと、自らにツッコミを入れながら。

人はなぜ酔いを求めるのか

二〇代半ばごろ、レゲエばかり聴いていた時期がある。

きっかけは、医学生時代、飲み会の二次会か何かの流れで、偶然漂着したレゲエバーだった。「まあ、どの店でもいいや」と、何も考えずに店の扉を開けたのを覚えている。

暗い洞窟のような店だった。香が焚かれた闇のなかには、聞き慣れない不思議な音楽が流れていた。最初に耳についたのは、呪文のような旋律のホーンと、粘っこくこぶしを効かせたヴォーカルだったが、すぐにその背後で脈打つ妙なリズムに注意が吸い寄せられた。四拍子の裏拍――二拍目と四拍目――に、「ンチャッ、ンチャッ」とギターのカッティングが入り、ベースは地鳴りのような低音を響かせながら、うねうねと這い回りつづける。対するドラムは音数を絞り、細かくリズムを刻むハイハットの他は、一拍目を抜いて三拍目にスネアとバスが打ち下ろされるだけだ（後にこのドラムパターンを「ワンドロップ」と呼ぶことを知った）。

初めて聴くリズムだった。本来あるべき強拍を外し、あえて音の裏、あるいは音と音のあいだの気配を強調する。その結果、音楽はあたかも巨大な芋虫が胎動するかのような、独特の「生き物」感を帯びてくる。聴いているだけで自然と腰が浮きあがり、踊り出したくなる感じだ。

誰の何という曲だったのか、いまとなっては調べようがない。覚えているのは、暗い店内でその単調なリズムに意識を委ねていると、脳裏で何かが回りつづけているような錯覚に陥ったことだ。そして驚いたことに、やがてそれは陶酔するような酩酊感へと変化した。

その感覚は、まさに「酔う」という表現がふさわしかった。決して飲みすぎていたわけではない。確かにバーである以上、何かしらアルコール飲料を注文していたはずだが、アルコールに弱い私が当時注文していたのは、いつもごく薄めのハイボールだった。しかも、非常にゆっくり飲むので、溶け出した氷で希釈され、最後はただの炭酸水にかぎりなく近づいた。だから、その酔いは薬理学的なものではなく、心理的なものであったというべきだろう。

安っぽい作りの店であったが、人生で初めて居心地がよいと感じたバーだった。それまでの私といえば、バーのカウンター席に腰掛けるたびに「場違い」感に苛まれ、黙々と飲み物を用意するマスターの姿に、「絶対に内心で俺を馬鹿にしている」という被害妄想を抱くのが常だった。だから、ただ飲み物を注文するのにさえ、いつも声が震えた。

ところが、その店は違った。思えば、当時の私はほとんど対人恐怖症だった。もともと非社交的な性格だったが、医学部入学後四年間のひきこもり生活を経て、社交能力はさらに退化した。

そんな私にとって、あのレゲエバーはちょっとしたリハビリ施設の役割を果たしてくれた。私は、マスターから勧められるがまま、レゲエのCDを手当たり次第購入し、店に集まる同好の士と情報交換するようになった。いや、それだけでは飽き足らなかった。毎年夏になると、レゲエの野外フェス「ジャパン・スプラッシュ」参加を恒例行事とするほどのハマりようだったのだ。

そう、フェス会場で、レッドストライプというジャマイカ製ビールをラッパ飲みしながら踊る、ラスタ帽のお調子者——それが当時の私だった。以前の自分ならばまず考えられない行動だ。

一番のお気に入りアーティストは、シュガー・マイノットだった。その実物を一度だけジャパン・スプラッシュで観たことがある。子どもがロッキングチェアを揺すって遊ぶように全身でリズムに乗りながら、「楽しくてたまらない」という表情で歌う彼の姿は、いまでも記憶のなかで鮮明だ。とにかく声がすばらしかった。吐息混じりのソフトな甘い声で歌う彼の「ラヴァーズ」(スウィート・レゲエのジャンル)は、没後一〇年を経た現在でも他の追随を許していない。

いまでも本気で信じていることがある。それは、現在、私がまがりなりにも精神科医として患者と会話し、人前で講演するなどといった、かつての自分からすれば暴挙としかいいようのない仕事ができているのは、このレゲエ・リハビリ療法のおかげである、ということだ。

一昨年の夏、知り合いのダルク施設長から、突然、私の携帯にショートメールが入った。

「今度、レゲエの野外フェスにうちの入寮者を連れてくんですけど、一緒にどうッスか？」

彼との出会いはちょうど四半世紀前、不本意にも私が依存症専門病院に赴任したころに遡る。当時、彼はすでに施設長を務めており、私は、依存症専門病院で一番の若輩だったにもかかわらず、押しつけられる形でダルクの嘱託医を引き受けていた。

初対面の印象は鮮烈だった。彼は私より一〇歳近く年長なのだが、ドレッドヘアに日焼けした顔はまるでサーフショップの店長だった。聞いたところでは、かつて彼は、覚せい剤で幻覚・妄想状態を呈して騒ぎを起こし、警官隊に指叉で取り押さえられたこともあったらしい。しかし、私が出会った時点では、すでにそうしたハードコアな歴史は片鱗さえ感じなかった。むしろハムスターに似たはにかんだ笑顔には、愛らしささえ感じられた。

初めて彼と交わした言葉はいまでもよく覚えている。

「松本先生はしっかり遊んでますかぁ？」

それが最初の挨拶だった。唐突な質問に私は戸惑い、同時に、彼の「遊び」という言葉を「女遊び」「キャバクラ遊び」の類いと誤解して、少々ムッとした。後で知ったのだが、「遊び」という言葉は彼の信念を象徴するキーワードであって、憤慨したのは私の早とちりだった。

ダルクの嘱託医をしていた期間、私は彼から薬物依存症の支援について多くのことを学んだ。そして、嘱託医を辞した後も、ときどきこんな感じで連絡が入り、講演会に登壇させてもらったり、薬物依存症支援に関する情報交換をしたりする付き合いがつづいた。まれには、今回のように音楽フェスに一緒に出かけることもあった。

とはいえ、ダルク入寮者——つまり、薬物をやめてまだ日が浅い、バリバリの薬物依存症当事者ということだ——と一緒に、というのは初めてのことだった。私は、「あんな物騒な場所に彼らを連れて行って大丈夫なのか」と本気で心配した。

当時、私の脳裏にあったのは、かつて参加した「ジャパン・スプラッシュ」の狂騒的光景だった。会場では、ベースが山鳴りのように大地を揺らし、派手なリバーブをかけられたシンセの音が空を切り裂く稲妻のように反響する。会話もままならない騒々しさだ。当然、暴力と欲望の衝突も少なくない。たとえば、ある場所では、ドレッドヘアの屈強な男同士が互いの胸倉をつかみ合い、別の場所では、男女が人目もはばからずに濃厚なキスをしている。危険なハプニングも起こる。たとえば、誰が放り投げたのか、突然、マイヤーズ・ラムの瓶が、中身をまき散らしながら空から降ってきたり、どこからか大麻の甘い香りが風に乗って漂ってきたりするのだ。

いくら「遊び」が大切といっても、依存症リハビリ施設のレクレーションとしてはいささかやりすぎだ。とにかく刺激が強すぎる。もしもレゲエを聴きながら大麻を使用していたという入寮者がいたならば、あの雰囲気のなかでレゲエの生演奏を聴いた瞬間に薬物渇望が刺激されるだろう。しかも周囲はみな飲酒しており、薬物の調達だって簡単そうな場所ではないか——。

施設長にそうした懸念をショートメールで送ったところ、彼はこう返信してきた。

「仲間と一緒にいれば大丈夫じゃないッスか。ああいった場所でもクリーンな状態で楽しめるんだっていう体験は、きっと貴重な回復プログラムになりますよ」

それはそうかもしれないが……。返事を迷っていると、追加のメッセージが届いた。

「でも、念のため、同行のドクターがいたほうがよいかと思いまして（笑）」

なんだ、そういうことか。予定が空いていることを確認すると、私は「了解」と返信を打った。


ライブ当日の午後、待ち合わせの場所に行くと、施設長はすでに到着していた。彼は、ボリュームのある長いドレッドヘアを毛糸のラスタ帽のなかに押し込み、ラスタカラーのTシャツを着ていた。なんだか彼自身がステージに登壇するレゲエ・ミュージシャンみたいだった。そんな彼のいでたちと見比べて、午前中、講演の仕事があったせいで、サマージャケットとシャツという野外ライブらしからぬ服装の自分が恥ずかしく、着替えなかったことを悔いた。

開場まではまだ時間があった。彼の周りには、五名ほどの若者たちが所在なげに突っ立って、路上で煙草を吸っていた。彼らがダルク入寮者なのだろう。施設長は私に気づくと、「どうも」といった感じで手を挙げて、いつものはにかんだ笑顔を見せた。

「先生、病院の近況はどうッスか？　やっと、危険ドラッグもすっかり見なくなりましたね。代わりに、なんかヤバい薬物が新たに登場したりとか、そういうのあります？」

私は、最近は、ベンゾジアゼピンなどの処方薬や、鎮咳薬や感冒薬といった市販薬の問題でやってくる患者が多いと伝えた。

「やっぱそうですよねぇ」

彼は深くうなずいた。

私たちはひとしきり、最近四半世紀の「薬物乱用栄枯盛衰」みたいな話題で盛り上がった。

私が施設長と初めて出会った九〇年代後半は、第三次覚せい剤乱用期の真っ只中、八〇年代に一世を風靡したシンナーが急速に人気を失い、シンナー少年を見かけなくなる一方で、覚せい剤が一気に台頭してきた時代だった。

「ちょうどシャブを炙って使うやり方が流行りはじめたころですよね」

施設長はそういって懐かしそうに目を細めた。

そうだった。それまで覚せい剤といえばもっぱら静脈注射で使用されてきたが、そのころから、新たに加熱吸煙（通称「アブリ」）という経気道的な摂取方法が登場したのだった。口から煙を吸うという心理的抵抗感の少ない方法は一気に覚せい剤の間口を広げ、若年層にまで乱用者の裾野が伸びた。実際、連日、多くの若い覚せい剤依存症患者が押し寄せる事態に向き合いながら、私は、「この国では、一体いま何が起こっているんだ⁉」と訝しんだのを覚えている。

折しもバブル崩壊から数年を経過したころだった。経済的な苦境が、国民全体を反社会的な方向へと傾斜させたのだろうか？

まさか。思い出してほしい。このころのわが国は、自殺者総数が一挙に三万人を超え、以後、その高止まり状態が一四年間継続する、まさにその前夜にあたる時期だったことを。つまり、社会全体になんらかの生きづらさが蔓延し、ある者を自殺に追い込み、別の者を薬物に駆り立てた――そんな仮説もあながち戯言とはいえないのではなかろうか?

ミレニアムを跨いで二〇〇〇年代に入ると、マジックマッシュルームやゴメオ(5-Meo-DIPT)といった未規制薬物が登場し、いずれも健康被害や社会的問題が明るみになって順次規制されていった。注意欠陥・多動性障害治療薬リタリンの乱用や不正処方も問題となった。

そして二〇一〇年代、あの忌まわしい危険ドラッグが登場し、国内全域を覆い尽くすような「ブーム」へと突入することとなったのだ。

危険ドラッグとは、違法薬物の化学構造式を少しだけ改変することで、違法薬物と同様の薬理作用を保ちつつ法規制の網の目をかいくぐった、いわば「脱法的」な薬物を指す。国がそうした薬物を規制すれば、さらに化学構造式を改変した新たな脱法的薬物が登場し、なぜかそれは以前のものよりも危険な成分を含有しているのがお決まりだった。そして、そのような、規制側と開発者側とのイタチごっこの末に、モンスターのような危険きわまりない薬物が誕生し、国内各地で多くの中毒死と交通事故を発生させたのだ。最終的には販売店舗の撤退によってこの一禍は表面上鎮静したものの、あの数年間は、やみくもな規制がいかに使用者個人と社会を危険に曝すのかを証明する、一つの壮大な社会実験だったと思う。

一通り乱用薬物の変遷を振り返ると、施設長は総括した。

「危険ドラッグが、一時期あそこまで盛り上がった原因って、結局は日本人の遵法精神のせいだと思うんですよ。逮捕されて犯罪者としてコミュニティから排除されるのは嫌だけど、「隙あらばハイになりたい」とたえずチャンスをうかがっている感じッスね。あるいは、「逮捕されなきゃいいんだろ」みたいな。少なくとも俺にはそんなふうに見えます。そんでもって、最近は処方薬や市販薬みたいな医薬品の乱用・依存が増えているわけですよね。その意味では、日本人の「逮捕されずにハイになること」への執着というか、異様な情熱はもうすごいッスよ」

本当にそうだと思った。厚生労働省が例の「ダメ。ゼッタイ。」というキャッチコピーで薬物乱用防止の啓発を展開しはじめたのは八〇年代後半だが、その後も薬物問題が終焉する兆しは一向にない。結局のところ、この啓発が、医学的な根拠にもとづいた保健教育ではなく、「法に触れることは、「ダメ。ゼッタイ。」」という道徳教育の水準にとどまったのだ。それが、日本人の「逮捕されずにハイになる」ことへの執念を育んだともいえるだろう。

施設長の饒舌はつづいた。

「いまはもう規制が厳しくなって販売店舗はみんな撤退しちゃったから、危険ドラッグってもう入手できないですよね。ハマってた奴ら、いまどうしているんでしょうかね？」

確かに気になる。危険ドラッグ・ブームの時期、多くの患者が私の外来を訪れ、しかし、ブームの終焉とともに、その半数は予告もなく通院を中断し、姿を消したのだった。

するとそのとき、さっきまで黙って煙草を吸っていた入寮者の一人が顔を上げ、私たちの話に加わってきた。片方の眉と下唇のあたりにピアスをした坊主頭の青年だった。

「危険ドラッグのことなら俺に任せてください。脱法ハーブがやめられなくって、いまダルクにいるんです。一緒に使っていた仲間、けっこういますから、多少わかることがありますよ」

彼によれば、危険ドラッグを使っていた者のその後については、次の三つのパターンに大別できるという。

第一に、使う薬物を大麻や覚せい剤などの違法薬物に変更するタイプだ。このタイプは、もともと違法薬物を使っていたものの、やはり逮捕は嫌で、「捕まらずにハイになれる」薬物を探し求めて危険ドラッグにたどり着いた人たちだという。このタイプの多くは、危険ドラッグが入手困難となる以前から、規制強化のたび「薬物」というよりも「毒物」に近づいていく危険ドラッグに見切りをつけ、違法薬物へと戻っていったらしい。

第二に、いっさいの薬物使用をやめて通常の社会生活を取り戻しているタイプだ。初めて体験した薬物が危険ドラッグで、他の薬物経験がない人たちだという。使用期間が短く、また、逮捕されたり服役したりしないですんだおかげで、人間関係が破綻したり、仕事を失ったりすることがなく、戻るべき「居場所」がある。それが回復しやすさに関係しているという。

そして最後が、危険ドラッグの代わりとしてアルコールにハマるタイプだ。実は、最初の違法薬物に戻ったタイプのなかにも、しばらくするとやはり逮捕が怖くなって、アルコールへと依存対象を変更する者がけっこういたらしい。といっても、薬物使用者のなかには、そもそもアルコールに弱いだけでなく、アルコール飲料の味そのものが苦手という人も少なくない。そういった人たちが好んで選択するのが、「ストロング系」と呼ばれる、ジュースのような飲み口の高濃度アルコール飲料なのだという。

「実は、俺がこの最後のタイプなんです」

彼はそういって自分の坊主頭を掻いた。

「ストロング系はマジやばいです。飲みやすいからガンガン飲んでしまって、気づくと意識がぶっ飛んでいる。お酒を楽しむとか、酔いを楽しむとかじゃなく、ぶっ飛ぶため、何も考えないようにするために飲んでました。あれは完全に次世代の危険ドラッグですよ。自分でもわからないうちに暴れて、親とか友だちをぶっ飛ばしちゃって。それでいまダルクにいるわけです」

すると、聴いていた施設長は苦笑してこう呟いた。

「やっぱり最後にたどり着くのは、世界最古にして最悪の薬物、アルコールなんだな」

世界最古にして最悪の薬物か……。

確かにそうかもしれない、と思った。たとえば、傷害と殺人事件の四〜六割、強姦事件の三〜七割、ドメスティック・バイオレンス事件の四〜八割にアルコールによる酩酊が関与しているという。これに飲酒運転による交通事故被害を加えたら、アルコールによる社会的弊害の深刻さは驚くべき水準に達するはずだ。

自殺への影響も無視できない。救命救急搬送された自殺未遂者の四割は体内からアルコールが検出され、また、自殺遺体の三割強からアルコールが検出されるという報告がある。いずれも飲酒酩酊下で衝動性が高まった状態で最期の行為におよんだ可能性を示唆する知見だ。こうしたアルコールと自殺との関係については、国内のアルコール消費量と自殺死亡率との経年変化との相関を調べる研究からも証明されている。事実、カナダ、チェコスロバキア（当時）、フランス、ハンガリー、スウェーデン、米国、フィンランドをはじめとする多くの国において、国内のアルコール消費量と男性の自殺死亡率とのあいだには有意な相関関係がある。

要するに、アルコールは、自他に対する衝動性・攻撃性を刺激し、解き放つのだ。興味深い実験がある。二人の被験者にコンピューターに設定された光刺激に対する反応時間を競わせ、勝者は敗者に対して電気ショックを与える、というゲーム形式の実験だ。その際、被験者にアルコールを与えると、しらふの場合に比べて、電気ショックの与え方が容赦のない、残忍な様態となるという。アルコール酩酊下では、意識の中心にある刺激に注意を奪われ、意識の周縁的な刺激に対する関心が極端に低下することを証明した実験もある。そのような意識状態の変化は「アルコール近視」と呼ばれ、酩酊時における衝動性亢進の原因と考えられている。

歴史上の為政者のなかには、こうした害を憂慮してアルコールを禁じる者もいたが、国家による規制の試みはことごとく失敗に終わっている。たとえば、周の周公は、「酒池肉林」の故事で知られる殷王朝の紂王や、夏王朝の桀王が酒で国を滅ぼしたことを教訓とし、民衆に集って酒を飲むことを禁じた。その後も清朝に至るまでの多くの為政者が——三国志で知られる、かの曹操や劉備も——頻繁に禁酒令を出してきた。いずれも違反者を死刑にするほどの厳罰を科したにもかかわらず、どういうわけか必ずうやむやのうちに立ち消えになってしまったのだった。

同様の失敗は近代以降もくりかえされた。米国における禁酒法の失敗はよく知られているが、単なる政策上の失敗ではすまないケースもあった。たとえば、かつてニコライ二世が出した禁酒令は、ロシア革命の引き金となってロシア帝国を滅亡へと追い込み、ゴルバチョフの反アルコール政策は旧ソ連邦解体の遠因となった。要するに、政権転覆が起こりかねないのだ。

深刻な弊害がありながらも、なぜ人類はかくもアルコールに執着してきたのだろうか?

いくつか思い当たる理由がある。

まず、栄養補給源として必要とされた可能性がある。同じ類人猿のなかでアルコールを代謝できるのは、ヒト、ゴリラ、チンパンジーだけだ。霊長類研究によれば、私たちの祖先にあたる類人猿がオランウータンの系統と枝分かれした時点で、アルコール脱水素酵素のあるサブタイプを規定する遺伝子に突然変異が生じ、アルコールを分解する能力を獲得したという。これにより樹上で食物が手に入らなくとも、地表に落ちて発酵した果実で飢えをしのぐことができるようになったわけだ。その能力が、子孫たちの地上生活を準備したのはまちがいない。

それから、抗菌薬として必要とされた可能性もあろう。移動の多い狩猟生活を経て、定住生活を始めた人類は、感染症の脅威に直面することとなった。狩猟生活は、力が弱く、足も遅い人間にとっては危険に満ち、しかも、食料保存技術がない時代には不安定で非効率な生活様態だった。しかし、感染予防という点では、あのたえざる移動にはメリットがあったのだ。

ところが、定住生活の場合、人類は過密化した環境のなかで穀物を栽培し、家畜の飼育をしなければならない。これはどう考えても感染症の温床だ。そのような生活様態では、抗菌作用を持つアルコール飲料は、水よりも安全な水分補給源として重要だったはずだ。実際、西欧社会では、コーヒーや茶が普及する四百年近く前までは、水代わりにアルコール飲料が用いられ、老若男女を問わず、人々は四六時中酩酊してすごしていた。

しかし、これだけでは、人類がアルコールに執着する理由として十分とはいえない。なぜなら、その後、人類は栄養補給源や水分補給源としてアルコールの代わりになるものを発見しているからだ。ならば一体なにゆえに？

おそらくその答えは「酔い」にある。定住コミュニティでは、住民たちが協力して農作業に取り組んだり、一致団結して外敵に立ち向かったりしなければならない事態が多々あったことだろう。その際、アルコールがもたらす「酔い」——ただし、「適度な酔い」に限定されるが——は、コミュニティ内の葛藤や軋轢、対立を緩和し、集団を束ねるのに貢献したのではなかろうか？

アルコホリクス・アノニマスに大きな影響を与えたとされる哲学者ウィリアム・ジェイムズは、著書『宗教的体験の諸相』でこう述べている。

「しらふは縮め、分離し、そして否（ノー）という機能があり、一方、酩酊には広げ、統合し、そして諾（イエス）という機能がある。アルコールは人間の応諾機能の大きな推進力なのである」

おそらくアルコールの持つ応諾機能は、人々に格差を甘受させ、不平不満をうやむやのうちに宥め、不安や屈辱を緩和するのにも役立ったことだろう。だからこそ、世界中のほとんどの文化圏に、それぞれ独自のアルコール飲料が存在するのではなかろうか？

そう考えてみると、古代のギリシア人やローマ人が、ワインを飲む際には必ず水で三倍に薄めることを定め、薄めずに飲むことを野蛮な行為として軽蔑した理由もわかる気がする。あれは、弊害を低減しつつアルコールの応諾機能を最大限発揮させるための工夫、清濁併せ呑む大人の知恵だったのだ。事実、アルコール消費量と自殺死亡率とのあいだの相関係数は、蒸留酒を好む国で高く、醸造酒を好む国では低い。つまり、アルコール濃度と社会的弊害とのあいだには正の相関関係があるのだ。

久しぶりの野外フェスは楽しかった。

かつてジャパン・スプラッシュで踊っていたときには、いつもレッドストライプの瓶を片手に携えていたが、今回はずっとボルヴィックのペットボトルで通した。あたりまえだ。ダルクの職員と入寮者も、アルコールも薬物の一種との考えから断酒している。当然、今回のフェスでも、施設長はもとより、坊主頭に顔ピアスの彼をはじめとする入寮者たちも、しらふのまま実に楽しそうに踊っていた。そんな状況でまさか私一人が飲むわけにはいかない。

しかし、まちがいなく私は、「酔い」を体験していた。もちろん、体内にアルコールは一滴も入っていなかった。だが、バックビートのカッティング・ギターにシンプルなワンドロップのドラム、そして、腹に響く低音で地を這うベースが織りなす心地よい単調さに揺られながら、瞼の裏側で何かが回転するのを感じていたのだ。それは、子どものころに遊んだブランコを彷彿させる、快適なめまいの感覚に似ていた。やはりレゲエには心理的な酔いを引き起こさせる何かがある。

やがてあたりは暗くなり、ステージは恒例のフィナーレを迎えた。出演者全員がステージに勢揃いし、大合唱するのだ。今回歌われる曲は、ボブ・マーリーの『ジャミン』だった。この「ジャミン Jammin'」とは、ジャズのジャム・セッションに由来するパトワ語（ジャマイカ訛りの英語）で、「ともに楽しい時間を過ごす」という意味がある言葉だ。

フェス会場で身を寄せ合って踊りながら、私は改めてダルク入寮者たち一人ひとりの顔を見つめた。薬物で命以外のすべてを失った者、死ぬ気で薬物を使ってきた者、あるいは、皮肉にも薬物を使うことで生き延びてきた者――背景はさまざまだったが、いまは誰もが薬物を使わない生活を願い、レゲエに合わせて一心不乱に踊っている――まさに「ジャミン」だ。

施設長は、踊っているうちに暑くなったのか、頭に手をやると、毛糸のラスタ帽を剝ぎ取った。シルクハットから鳩が飛び出す手品のように、見事なドレッドヘアがこぼれ、宙空に広がった。

彼は、額から汗を流しつつ、いつものはにかんだ笑顔でこういった。

「先生、楽しんでますか？」

ええ、と私はうなずいた。

「こういう「遊び」ってすごく大切なんですよ。本人たちの回復のためにも、支援者のセルフケアのためにも」

そう、確かに遊びは大切だ。

「ネズミの楽園」と名づけられた有名な実験がある。一匹ずつ金網の檻のなかに閉じ込めたネズミ（「植民地ネズミ」）と、快適な広場に仲間と一緒に収容されたネズミ（「楽園ネズミ」）の双方に、ふつうの水とモルヒネ入りの水の両方を与えるという実験だ。結果は実に興味深いものだった。植民地ネズミがモルヒネ水ばかりを飲む一方で、楽園ネズミはモルヒネ水に目もくれず、ふつうの水を飲みながら他のネズミとじゃれ合い、遊んでいたという。

さらに、檻の中ですっかりモルヒネ依存症になった植民地ネズミを、今度は、楽園ネズミのいる広場へと移した。すると、最初のうち、一人ぼっちでモルヒネ水を飲んでいた植民地ネズミは、やがて楽園ネズミたちと交流し、一緒に遊ぶようになった。それだけではない。なんと楽園ネズミの真似をしてふつうの水を飲みはじめたというのだ。

作家ジョハン・ハリは、TEDトークのなかで、「アディクション（依存症）の反対語は、「しらふ」ではなく、コネクション（つながり）」と主張している。鋭い指摘だ。孤立している者ほど依存症になりやすく、依存症になるとますます孤立する。だから、まずはつながることが大切なのだ。

我に返ってステージに目をやると、聴衆からの執拗なアンコール要求に根負けして、出演者たちがもう一曲歌うと宣言しているところだった。『ノー・ウーマン、ノー・クライ』、もちろん、これもまたボブ・マーリーの曲だ。

ダルク入寮者たちはステージ上の出演者に声を合わせて歌い、特にサビ部分のフレーズではなぜか力を込め、声を張っていた。

「エブリシング・ゴナ・ビー・オールライト！　エブリシング・ゴナ・ビー・オールライト！」

歌う彼らを目の当たりにして、一瞬だけ、中学時代の友人、私にラフマニノフを教えてくれたシンナー少年の幻影が脳裏にちらついた。私は胸が締めつけられ、目頭に熱を感じた。

ラスタ用語に、「アヤナイI & I」という表現がある。ラスタマンたちは、「あなたと私You & I」という代わりに、この「アヤナイ＝私と私」を使うという。人はともすれば、「あなたと私」という対峙的な二者関係において、相互理解の美名のもと、相手を説き伏せ、改宗を求め、支配を試み、それに応じなければ、相手とのあいだに垣根を築くものだ。しかし、「アヤナイ」は違う。「相手とのあいだに垣根を作らない。相手を自分のことのように思う」という態度なのだ。

この言葉は、そのときの私たちにぴったりだった。支援者／被支援者、あるいは専門家／当事者という垣根を越えて、音楽という「化学物質なしの酔い」を介してつながっていたからだ。

私も彼らに声を重ねた。

「エブリシング・ゴナ・ビー・オールライト！　エブリシング・ゴナ・ビー・オールライト！」

あれから早二年が経過したが、そのときの声はいまでも私の耳の奥で残響しつづけている。そして、野戦場のような依存症臨床に倦み疲れると、その音量はにわかに大きくなるのだ——私を励ますかのように。

あとがき

本書は、二〇一八年五月から二〇二〇年一二月までの二年半のあいだ、月刊『みすず』誌上で三ヵ月に一回という比較的ゆっくりしたペースで連載した文章に、一章分の書き下ろしを加えて、本にまとめたものだ。

旧知の編集者田所俊介氏から『みすず』連載の話をいただいたとき、まっさきに脳裏に浮かんだのは、故郷小田原市の中心部、銀座通り沿いにあった伊勢治書店本店のことだった。その、延宝八年(一六八〇年)創業の老舗書店には、白い堅牢な装丁の本がずらりと並ぶみすず書房のコーナーがあった。一〇代の私は、店内の一番奥まったエリアにあるその場所には不思議な静謐さと神々しいオーラが漂っているように感じていた。

その書店のみすず書房コーナーには、精神科医としての自分の歴史を語るうえで決して端折れない思い出がある。というのも、そのコーナーで偶然手に取った、R・D・レインの『ひき裂かれた自己』（阪本健二・志貴春彦・笠原嘉訳、一九七一）によって、私ははじめて「精神科医」なる職業に憧憬を抱くようになったからだ。一七歳のときの話だ。

以来、私は連日そのコーナーを訪れては、レインの本を手に取り、中身の難解さと本の価格にため息をついて本を閉じる、というのを日課とするようになった。結局、高校在籍中、私はみすず書房の本を一冊も購入しなかったが、毎日の「みすず詣で」だけは欠かさなかった——たとえ学校をサボった日であっても、だ。当時の私は、いつの日か、みすず書房の本を躊躇なく購入し、しかも、それを読みこなすことのできる大人になりたいと願ったものだ。

それだけではない。一九九三年三月下旬、佐賀県にある新設医大を卒業した私は、ひとり暮らしのわずかな家財道具を詰め込んだ、オンボロ中古車（学生時代に、親から振り込まれた国立大学授業料半期分一五万円をそのまま流用して衝動買いした、いかにも怪しげな外国車だった）で帰郷するという暴挙を敢行した。そして、丸二日の長距離ドライブのすえ、どうにか小田原の街にたどり着いた私が、実家よりも先に立ち寄った場所もまた、あろうことか伊勢治書店本店、それもみすず書房コーナーだったのだ。

このように個人的な思い入れのあるみすず書房から、月刊誌連載の依頼が来たわけだ。うれしくないはずがない。それどころか、感傷的な気分に傾く自分をどうしても抑えきれなかった。実際、私は、この連載開始前に、たまたま仕事で小田原に出張する機会を利用して、伊勢治書店本店の再訪を企てたほどであった。ところが、かつての場所にその書店は存在しておらず、長い歴史に終止符を打っていた。その事実が私の感傷にさらに拍車をかけた。

たぶんそのせいだろう。当初、もう少し学術的なことを書こうと計画していたはずだったのに、いざ連載原稿に着手しはじめると、まるで隠居老人のように昔話ばかり書き連ね出す自分にいささか戸惑った。だが、結果的にはそれでよかったと感じている。精神科医としての自分の起源を振り返る、よい機会になったからだ。

ところで、はじめてその本を手にとってから二年後、ついに私は、『ひき裂かれた自己』を購入した。かろうじて田舎の医大に滑り込むことを許された直後、自分自身に対する合格祝いのつもりで、伊勢治書店本店で購入したのだった。そして、入学式に備えて佐賀へと向かう長い旅路——物好きにも私は寝台車の旅を選択した——のあいだじゅう、誰にも邪魔されることなく、一心不乱にその本を読み耽った。

結局、一睡もせずに読み通した私は、斜めに差し込む早朝の陽光に目を細めながら、人気のない佐賀駅のホームに降り立って、レインという精神科医のことを考えた。「この精神科医、パンクロッカーみたいだ」——それが率直な感想だった。いうまでもなくレインの本は一九歳の私には手に余る内容だったが、それでも、著者が何かに怒っていて、何かに挑み、闘おうとしていることだけは理解できたようだ。

あれから三五年近い時を挟んで振り返ると、自身とレインとのあいだに奇妙な符合というか、縁を感じずにはいられない。もちろん、自分をレインになぞらえるとはおこがましい、勘違いもはなはだしいとのそしりは承知の上で、それでもやはり一つ共通点があると思うのだ。それは、相手こそ異なれ、私もまた怒り、挑み、闘おうとしている、ということだ。

　現在のわが国は、覚せい剤依存症という病気が重篤な人ほど、病院ではなく、刑務所に収容されなければならない状況にある。思えば、一八世紀の終わり、フランスの医師フィリップ・ピネルは、それまで犯罪者と一緒に刑務所に収容され、「刑罰による治療」を受けていた精神障害者たちの足枷を外し、教科書には、それが近代精神科医療の端緒として記述されている。しかし、二一世紀のわが国では、本来治療や支援を受けるべき人たちがいまだに刑務所に収容されているのだ。

　理解しがたい不整合もある。たとえば、毎日、晩酌をしていて、ときに飲み過ぎて、放言や暴言を吐いて周囲を呆れさせ、あげくのはてには、同僚に抱きかかえられてタクシーに押し込まれる人には、何のお咎めもない。友人は多少失うかもしれないが、単に「酒癖が悪い人」として片づけられるか、最悪でも「病気の人」と見なされるのが関の山だろう。一方、リラックスするために週末の夜だけ静かに大麻煙草をくゆらせる人は、どうであろうか？　たとえ仕事も家庭生活にも支障はなく、心身ともに健康であったとしても、大麻の所持がひとたび発覚すれば、ブラック校則のような法律によって「犯罪者」として断罪され、人権を剥奪され、それまでの社会貢献や業績はすべて否定されて、社会的な孤立を余儀なくされる。

　私はこうしたわが国の制度にずっと違和感を抱いてきた。アディクション臨床の現場に身を置いて経験を積めば積むほど、その違和感は大きくなった。つまり、「ダメ。ゼッタイ。」は嘘だ。この世には、よい薬物も悪い薬物もない、あるのはよい使い方と悪い使い方だけ。そして、悪い使い方をする人は、何か他の困りごとがあるのだ――それは時を経て強い確信へと変化し、もはやこれ以上、自分をだましつづけていることはできないと感じるに至った。

こう言い換えてもいい。「困った人」は「困っている人」なのだ、と。だから、国が薬物対策としてすべきことは、法規制を増やして無用に犯罪者を作り出すことではない。薬物という「物」に耽溺せざるを得ない、痛みを抱えた「人」への支援こそが必要なのだ。

その意味で、やはりこれは私なりの挑戦であり、闘いなのだ。そう自覚するに至るまでの彷徨や雑感をまとめたものが、本書に収載された原稿となっている。

最後になったが、憧れのみすず書房から著書を刊行する貴重な機会を与えてくれた田所俊介氏に、心からの感謝を捧げたい。氏とのつきあいは、一五年近く前、私が最初の著書を刊行した直後から始まっている。そして以来、ずっと私の仕事を見守っていてくれて、今回、実に絶妙なタイミングで月刊『みすず』での連載を持ちかけてくれた。加えて、連載中も筆が滞りがちになる私を巧妙におだて、励ましつづけてくれた。もしも本書のなかに多少とも意義のある文章があるとすれば、それは氏の多大なサポートなしには書けなかっただろう。

本書が、「精神医学」村を越えて、多くの方々に広く読まれることを祈念している。

令和三年二月　二回目の緊急事態宣言下の東京にて

松本俊彦

参考文献

59頁　井原裕『激励禁忌神話の終焉』日本評論社、二〇〇九

108頁　Seiden, R.H.: Where are they now? A follow-up study of suicide attempters from the Golden Gate Bridge. *Suicide. Life. Threat. Behav.*, 8: 203–216, 1978.

122頁　Nutt, D.J., King, L.A., Phillips, L.D.: Drug harms in the UK: a multicriteria decision analysis. *Lancet* 376: 1558–1565, 2010.

130頁　Kamijo, Y., Takai, M., Fujita, Y., et al.: Retrospective study on the epidemiological and clinical features of emergency patients with large or massive consumption of caffeinated supplements or energy drinks in Japan. *Intern Med.* 1; 57 (15): 2141–2146, 2018.

144頁　Hazama, K. & Katsuta, S.: Factors associated with drug-related recidivism among paroled amphetamine-type stimulant users in Japan. *Asian J Criminology,* 15 : 1–14, 2020.

嶋根卓也、高橋哲、竹下賀子ほか「覚せい剤事犯者における薬物依存の重症度と再犯との関連性：刑事施設への入所回数からみた再犯」日本アルコール・薬物医学会雑誌、五四：二一一—二二一、二〇一九

147頁　嶋根卓也、邱冬梅、和田清「薬物使用に関する全国住民調査（二〇一七年）平成二九年度厚生労働科学研究費補助金医薬品・医療機器等レギュラトリーサイエンス政策研究事業「薬物乱用・依存状況等のモニタリング調査と薬物依存症者・家族に対する回復支援に関する研究（研究代表者：嶋根卓也）」分担研究報告書」、七—一四八、二〇一八

178頁　松本俊彦、成瀬暢也、梅野充ほか「Benzodiazepines使用障害の臨床的特徴とその発症の契機となった精神科治療の特徴に関する研究」日本アルコール・薬物医学会雑誌、四七（六）：三一七—三三〇、二〇一二

181頁　南条あや『卒業式まで死にません——女子高生南条あやの日記』新潮社、二〇〇〇

205—206頁　伊藤敦子、伊藤順通「外因死ならびに災害死の社会病理学的検索（4）飲酒の関与度」東邦医会誌、三五：一九四—一九九、一九九八

Cherpitel, C.J., Borges, G.L., Wilcox, H.C.: Acute alcohol use and suicidal behavior: a review of the literature. *Alcohol. Clin. Exp. Res.* 28 :（5 Suppl）: 18–28, 2004.
Mäkelä, P.: Alcohol consumption and suicide mortality by age among Finnish men, 1950–1991. *Addiction,* 91: 101–112, 1996.
Ramstedt, M.: Alcohol and suicide in 14 European countries. *Addiction,* 96: Suppl 1: S59–S75, 2001.
Chermack, S. T., Giancola, P. R.: The relation between alcohol and aggression: An integrated biopsychosocial conceptualization. *Clin. Psychol. Rev.*, 17: 621–649, 1997.
Josephs, R.A., Steele, C.M.: The two faces of alcohol myopia: Attentional mediation of psychological stress. *J. Abnorm. Psychol.*, 99: 115–126, 1990.

209頁　ウィリアム・ジェイムズ『宗教的経験の諸相　下』岩波文庫、一九七〇

211頁　Alexander, B., Hadaway, P.F.: Opiate addiction: The case for an adaptive orientation. *Psychological Bulletin,* 92: 367–381, 1982.
ジョハン・ハリ「「依存症」――間違いだらけの常識」TEDGlobalLondon https://www.ted.com/talks/johann_hari_everything_you_think_you_know_about_addiction_is_wrong/transcript?language=ja

本書の「医師はなぜ処方してしまうのか」を除く一〇章は、月刊『みすず』二〇一八年五月号から二〇二〇年一二月号（六七〇号から六九九号）に掲載された不定期連載「依存症、かえられるもの／かえられないもの」に、加筆・修正を加えて収録しました。また、登場する患者さんたちの匿名性を保つため、プロフィールの細部に変更を加えています。

著者略歴

（まつもと・としひこ）

1967年生まれ．精神科医．国立精神・神経医療研究センター精神保健研究所薬物依存研究部長．1993年佐賀医科大学卒．横浜市立大学医学部附属病院精神科，国立精神・神経医療研究センター精神保健研究所司法精神医学研究部，同研究所自殺予防総合対策センターなどを経て，2015年より現職．著書に『自傷行為の理解と援助』（日本評論社 2009）『自分を傷つけずにはいられない』（講談社 2015）『もしも「死にたい」と言われたら』（中外医学社 2015）『薬物依存症』（ちくま新書 2018）他多数．訳書にターナー『自傷からの回復』（監修 みすず書房 2009）カンツィアン他『人はなぜ依存症になるのか』（星和書店 2013）他多数．

松本俊彦

誰がために医師はいる

クスリとヒトの現代論

2021年 4月 1日　第 1 刷発行
2024年 5月 28日　第 13 刷発行

発行所 株式会社 みすず書房
〒113-0033 東京都文京区本郷2丁目20-7
電話 03-3814-0131(営業) 03-3815-9181(編集)
www.msz.co.jp

本文印刷所 精文堂印刷
扉・表紙・カバー印刷所 リヒトプランニング
製本所 誠製本
装丁 大倉真一郎

ISBN 978-4-622-08992-6
[たがためにいしはいる]